中国壮医药文库

中国民族医药学会
图书出版规划项目

秦祖杰 李凯风 王成龙 梁定仁 主编

实用壮医外科

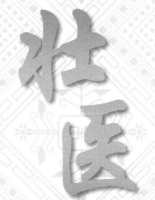

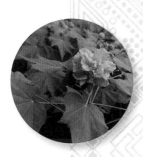
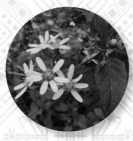
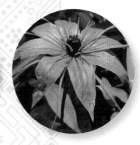

广西科学技术出版社

·南宁·

图书在版编目（CIP）数据

实用壮医外科 / 秦祖杰等主编. —南宁：
广西科学技术出版社，2022.10
ISBN 978-7-5551-1839-8

Ⅰ.①实… Ⅱ.①秦… Ⅲ.①壮医—中医外科
Ⅳ.①R291.8

中国版本图书馆CIP数据核字（2022）第178376号

实用壮医外科
SHIYONG ZHUANGYI WAIKE

秦祖杰　李凯风　王成龙　梁定仁　主编

责任编辑：程　思　　　　　　　　　　装帧设计：韦宇星
助理编辑：梁佳艳　　　　　　　　　　责任印制：韦文印
责任校对：吴书丽

出　版　人：卢培钊　　　　　　　　　出版发行：广西科学技术出版社
社　　　址：广西南宁市东葛路66号　　邮政编码：530023
网　　　址：http://www.gxkjs.com

经　　　销：全国各地新华书店
印　　　刷：广西社会福利印刷厂
地　　　址：南宁市秀厢大道东段4号　　邮政编码：530001
开　　　本：787 mm × 1092 mm　　1/16
字　　　数：381千字　　　　　　　　　印　　　张：18.75
版　　　次：2022年10月第1版
印　　　次：2022年10月第1次印刷
书　　　号：ISBN 978-7-5551-1839-8
定　　　价：88.00元

支持项目

1. 秦祖杰全国名老中医药专家传承工作室

2. 秦祖杰广西名中医传承工作室

3. 广西中医药重点学科（壮医学）

4. 广西中医外治示范基地

5. 中国民族医药学会图书出版规划项目

主编简介

秦祖杰，二级教授，硕士研究生导师、博士研究生导师，第七批全国老中医药专家学术经验继承工作指导老师，广西名中医。现任广西国际壮医医院（广西壮族自治区民族医药研究院）党委书记，国家中医药管理局"十二五"重点学科民族药学（壮药学）带头人，广西中医药重点学科建设（壮医学）带头人，兼任中国民族医药学会壮医药分会会长，广西民族医药协会执行会长。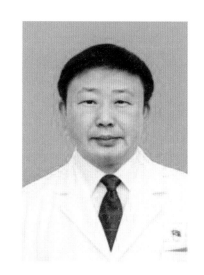

出身于中医世家，中医信念坚定，中医基础扎实。从事临床工作30余年，曾师从国医大师黄瑾明教授、国医大师吕景山教授，具有扎实的中医药理论功底和良好的专业技术，临床经验丰富，并致力中医药、民族医药基础研究及民族药制剂的研究与开发。

组织开展广西黄氏壮医针灸流派的传承发展和应用推广工作，研究成果荣获"中国民族医药学会科学技术奖一等奖"和"中国民族医药协会科学技术进步奖二等奖"。广西黄氏壮医针灸流派发展为国家中医药管理局厘定的国家十大针灸流派之一。组织完成民族药制剂"解毒通淋丸"的研制开发，研究成果荣获"中国中医药研究促进会科学技术进步奖一等奖"。主编的《壮医体质调理手册》荣获"2020壮瑶医协同创新学术成果奖一等奖""2021年广西十佳科普读物大赛三等奖"。《壮医体质调理手册》（壮汉双语）获"民族文字出版专项资金"资助。

主持完成国家自然科学基金研究项目1项、省部级课题5项、厅局级课题3项、校级重点课题1项，申请专利3项。近10年发表相关学术论文40余篇，主编学术专著2部。为国家自然科学基金、广西自然科学基金评审专家和国家中医药教学名师评审专家。先后被评为广西高校创先争优优秀共产党员和广西中医药大学先进工作者、优秀党务工作者。

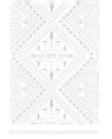

前言

　　壮族聚居地区属于亚热带季风气候区，夏季日照时间长，冬季霜雪少，雨量丰沛，利于动物生存和植物生长，动植物药材资源丰富。因壮族人民聚居于山高林密之处，居住条件和劳动环境十分恶劣，在劳动中人们难免出现跌扑外伤、蛇虫猛兽咬伤等情况，加上南方气候湿热，容易引发疮疡、皮炎、湿疹等外科疾病。壮族先民在长期同疾病做斗争的过程中积累了丰富的外科诊疗经验，由此逐渐形成了独特的外科诊疗技术，有很多壮医治疗方法至今仍广受人民群众的欢迎，如壮医药线点灸疗法、壮医针刺疗法、壮医药物竹罐疗法、壮药熏洗疗法、壮医敷贴疗法、壮医佩药疗法、壮医灯草灸疗法等。但由于历史原因，这些外科疾病的壮医诊疗方法长期散落于民间，靠壮族人民口传心授，才得以逐渐流传下来。这使壮医药的推广和传播受到很大限制，其优越的疗效和"简、便、廉、捷"的特点也鲜有人了解。

　　为此，广西民族医药研究所培训部（现广西国际壮医医院培训部）于1989年正式成立，以推广民族医药科研成果、传授壮瑶医药特色诊疗技术、培养民族医药人才为己任。随着壮医药事业的发展和服务需求的增加，无论是医疗机构还是社会各界人士，对壮医药感兴趣及使用壮医药的人越来越多，因此对壮医技法和壮药使用的安全性提出了更高的要求。壮医药是一把双刃剑，用得好可以治病，用得不好会适得其反。由于壮医药治疗外科疾病的技术和药物品种繁多，许多人往往感到无所适从、难以掌握，更谈不上在临床上正确使用。因此，一本更加切合临床实际需求，可帮助使用者更好、更快地掌握相关知识，安全、正确地使用壮医药防治外科疾病的专业书籍，对促进壮医药的发展具有重要意义。

　　有鉴于此，在利用自身优势和既往培训教学经验的基础上，广西国际壮医医院培训部的教师和民族医药专家共同编撰了《实用壮医外科》。本书分为上编、中编和下编三个部分，对常见外科疾病的壮医临床治疗方法和常用药物进行归纳整理。上编"总论"系统介绍壮医基础理论，以及外科疾病的壮医特色诊疗法则。中编"验方"从处方、用法、主治三个方面系统介绍常见疮疡疾病、常见皮肤疾病、常见肛肠疾病、常见乳房疾病、常见蛇虫咬伤等常见外科疾病的简便、实用、效佳的常用验方，列举的验方均来源于作者长期的临床实践，以及民族医药工作者长期对民间验方的收集整理，壮医药理论特色突出。下编"壮药"以常用药名的汉语拼音首字母排序，从来源、性味、功效、主治四个方面系统介绍壮医外科临床常用壮药，并配有药物高清图片，图文并茂，方便阅读。全书结合作者多年的科学研究、临床工作经验和文献资料整理，系统、全面、真实地呈现常见外科疾病的壮医治疗方药在壮医药理论指导下的应用现状。

本书可作为壮医药工作者临床治疗和高等院校相关专业师生教学的专业用书，亦不失为民族医药爱好者了解和学习外科疾病的壮医特色治疗方法的参考书。本书在编写过程中参考了大量我国有关壮医基础研究、壮医外治疗法和壮药学等的著作和文献资料，同时也得到了广西国际壮医医院皮肤科和急诊科同行的大力支持，南宁欧柏生中医诊所也为本书提供了部分图片。在此谨对各位原著作者和指导老师深表感谢。由于编者水平有限，书中错漏和不足在所难免，恳请各位同道和广大读者批评指正。

编　者
2022 年 7 月

目　录

中编 验方

附录

·上编·
总论

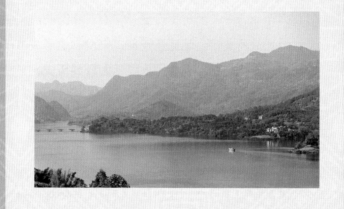

第一章

壮医外科发展概况

壮医外科学是运用壮医学理论和壮医临床思维方法，研究并阐述外科疾病的病因、病机、临床表现、诊断、治疗、调摄、护理等内容的一门临床学科。壮医外科学是壮医学的重要组成部分，是壮族人民在长期生产、生活及与蛇虫、猛兽接触、搏斗中所积累和总结的医疗经验，内容十分丰富，涉及的病证包括疮疡、皮肤病、肛肠疾病、蛇虫兽咬伤、跌打损伤等。

壮族是我国南方地区历史悠久的世居民族，早在远古时代，今壮族地区已有人类居住、繁衍。许多广西出土的石器时代的文物，如一些早期的石器工具、南宁市武鸣区马头镇西周古墓出土的青铜针、贵港市罗泊湾汉墓出土的银针等，都是壮医药悠久历史的见证。但是，在其后漫长的历史发展过程中，壮医药由于缺乏文字的总结和归纳，未能形成完整的壮医药典籍。壮医药长期以来没有能形成自己系统完整的理论体系，壮医外科亦是如此。我们要考究壮医外科学的发展历史，只能从一些零散的汉文史料记载、民间传说和记述中了解壮医外科的历史原貌，以及大致的历史发展线索。

壮族先民居住在祖国南疆，山高林密，环境恶劣，在劳动过程中难免出现外伤、蛇虫猛兽咬伤等情况，加上南方地区地处亚热带，患上疮疡、皮炎、湿疹等外科疾病的情况较多。壮族先民只能就地取材，采用当地药物医治骨折、虫蛇咬伤、疮疡及其他外伤等外科疾病，逐步积累了经验。从源流上来看，壮族先民对外科疾病的认识与壮医药的起源是同步的。壮医药起源于原始的实践经验，壮族人民在长期与大自然做斗争的过程中，通过反复实践，并经过理性思考，对某一种外科疾病、治疗药物或方法有了初步的认识，如艾叶、七叶一枝花、徐长卿、半边莲、石菖蒲、雄黄等能解毒和治疗毒蛇、毒虫咬伤，并有意识地运用某一种药物或疗法来治疗某一种外科疾病，而这种有意识的行为早已超越动物本能，应视为最早的壮医外科经验，即为壮医外科理论的端倪。独特的壮医外科诊疗经验也在壮族人民长期与疾病做斗争的过程中逐渐形成，且内容十分丰富，有很多疗法，如壮医灯草灸疗法、壮医药线点灸疗法、壮药熏洗疗法、壮医针刺疗法、壮医放血疗法等，至今仍受到人民群众的欢迎。由于历史的原因，这些外科疾病的壮医诊疗方法长期散落于民间，通过壮族人民的口传心授，才逐渐得以流传下来。

总的来看，在历史上，壮医对外科疾病的证治有很多宝贵的经验，但长期以来，由于缺乏文字记载及系统的发掘整理，这些宝贵经验没有上升到理论的高度。直到近些年，壮医专家黄汉儒等学者编撰出版的《中国壮医学》，才首列壮医外科专章，对壮医外科内容有所论及。

壮医外科学也如此。壮医药从民间口耳相传到有文字记载、从原始经验到形成理论、从民间医药到民族医药学跨越数千年，壮医药专家将壮医对外科疾病的认识及辨治经验进行发掘整理、归纳总结，从而形成壮医外科系统的理论体系，对奠定壮医药的学术地位、积累壮医药的宝贵经验及加强壮医药的传播和推广应用意义重大。

第二章

壮医外科基础理论

一、阴阳为本，三气同步

壮医认为，万物皆可分阴阳，万变皆由阴阳起，此即阴阳为本。"本"即"根本"之意。据广西著名壮医专家黄汉儒教授考证，壮族先民产生阴阳概念，与壮族聚居地区处于亚热带，虽年平均气温较高，但四季仍较分明有关。日月穿梭，昼夜更替，寒暑消长，冬去春来，使壮族先民很早就产生了阴阳概念。壮族先民逐渐把阴阳概念运用于医学，作为解释人与自然之间、人体生理病理之间种种复杂关系的工具。壮医认为，大自然的各种变化都是阴阳对立、阴阳互根、阴阳消长、阴阳平衡、阴阳转化的反映和结果。阴阳为本是壮医用阴阳对事物属性进行归类的最基本、最简单，也是最有效的方式。

壮医还有"阴盛阳盛"的概念，其形成与取类比象的认识方法有关。壮族先民在实践中观察发现，壮族聚居地区常年气温偏高，是谓阳盛；同时，经常下雨，雨量丰沛，是谓阴盛，于是慢慢总结出"阴盛阳盛"的概念。一些壮医家，如已故的罗家安先生就将"阴盛阳盛"概念引入医学领域，用于解释某些病证。

三气同步指只有"天、地、人"三气协调平稳运行，才能保证人体的最佳生命运行状态。"天"指天气，"地"指地气，二者合称天地之气，源于自然；"人"指人的生命活动规律。壮医认为，人禀天地之气而生，为万物之灵；人的生、长、壮、老、死生命周期，受天地之气涵养和制约，人气与天地之气息息相通；天地之气为人体造就了生存和健康的一定常度，但天地之气又是不断变化的。日夜小变化，四季大变化，是为正常变化。人作为万物之灵，对天地之气的变化有一定的主动适应能力，如天黑了会引火照明，天热了机体会出汗散热，天冷了会添加衣被保暖，对于天地之气的这些变化，人如能主动适应，才可维持生存和健康的常度；如不能适应，就会受到影响并导致疾病的发生。人体也是一个小宇宙单元，壮医认为，整个人体可分为三部：上部"天"（壮语称为"巧"），包括外延；下部"地"（壮语称为"胴"），包含内景；中部"人"（壮语称为"廊"）。人体三部之气同步运行，制约化生，才能生生不息。形体功能一致，升降适宜，中和涵养，则气血调和，阴阳平衡，脏腑自安，并能适应大自然的变化；人体的结构与功能、先天之气与后天之气，共同形成了人体的适应能力与防卫能力，从而达到天、地、人三气同步的健康境界。

二、脏腑气血骨肉和三道两路的生理病理学说

壮医认为，脏腑气血骨肉是构成人体的主要物质基础。位于颅内、胸腔和腹腔内相对独立的实体都称为脏腑，没有很明确的"脏"和"腑"的概念区分。这些内脏有各自的功能，没有表里之分，共同维持人体的正常生理状态。当内脏实体受损伤或者其他原因引起其功能失调时，就会引发疾病。气，壮语称为"嘘"，壮医对气极为重视，这里主要指人体之气。气为阳，气是动力，是功能，是人体生命活动力的表现。气虽然肉眼看不见，但可以感觉得到。活人气息，一呼一吸，进出的都是气。血，壮语称为"嘞"，血为阴，是营养全身骨肉脏腑、四肢百骸的极为重要的物质，得天地之气而化生，赖天地之气以运行。血液的颜色、质量和数量有一定的常度，血液的变化可以反映出人体的许多生理和病理变化。查验血的颜色及黏稠度的变化，是一些老壮医推测疾病预后的重要依据，刺血、放血、补血是壮医治疗多种疾病的常用方法。人体内的谷道、水道、气道及龙路、火路都往返运行于骨肉之中，骨肉损伤可导致上述通道受阻而引发疾病。

壮医三气同步理论主要是通过人体内的谷道、水道、气道及其相关枢纽脏腑的制化协调作用来实现的。壮族是我国最早种植水稻的民族之一，知道五谷禀天地之气以生长、赖天地之气以收藏、得天地之气以滋养人体。五谷进入人体得以消化吸收的通道称为"谷道"，主要是指食道和胃肠道，其主要功能是摄纳和消化吸收饮食水谷，排出粪便；其化生的枢纽脏腑为肝、胆、胰。水为生命之源，水液进出人体的通道称为"水道"，水道的主要功能是排出汗、尿，其调节的枢纽脏腑为肾和膀胱。谷道、水道同源而分流，在吸收水谷精微营养物质后，谷道排出粪便，水道排出汗、尿，从而与大自然发生最直接、最密切的联系。"气道"是人体之气与大自然之气相互交换的通道，气进出于口鼻，其交换的枢纽脏腑为肺。人体三道通畅，调节有度，人体之气才能与天地之气保持同步协调平衡，则疾病不会发生。如三道阻塞或调节失度，则三气不能同步，相应脏腑功能改变而出现相应病证。

龙路、火路是壮医对人体内虽未直接与大自然相通，但却是维持人体生机和反应疾病动态的两条极为重要的内封闭道路的命名。壮族传统认为龙是制水的，龙路在人体内即是血液的通道，故有些壮医学者又称之为血脉、龙脉，其功能主要是为内脏骨肉输送营养。龙路有干线和网络遍布全身，循环往来，其中枢在心脏。龙路通畅，则阴阳平衡，身体健康；若龙路阻滞不畅，则可致脏腑骨肉缺乏营养而百病丛生；若龙路闭塞不通，则可致机体枯竭而死亡。火为触发之物，其性迅速（"火速"之谓），感之灼热。壮医认为火路在人体内为传感之道，其中枢在"巧坞（大脑）"。火路同龙路一样，其干线和网络也遍布全身，使人体能在极短的时间内感受外界的各种信

息和刺激，并经中枢"巧坞"（大脑）的处理迅速做出反应，以此来适应外界的各种变化，实现三气同步的生理平衡。火路阻滞甚至阻断，则人体对外界信息的反应能力和适应能力降低或丧失，从而导致疾病，甚至死亡。

三、毒虚致病的病因病机学说

壮族聚居地区位于亚热带，山林茂盛，气候湿热，自然界毒性物质众多，有野生的毒和动植物腐败产生的毒。野生的有毒动植物和其他毒物有毒虫、毒蛇、毒草、毒树、毒水、毒矿等，动植物腐败产生的毒有瘴毒、蛊毒、发出的臭气等。机体在代谢过程中产生的各种毒物，由于各种原因不能正常排出，积聚体内而形成内生毒；自然界亦有由风毒、湿毒、热毒、暑毒、火毒等组成的外来邪毒。邪毒、毒物进入人体后，人体是否发病，取决于人体对毒的抵抗力和自身解毒功能的强弱，即取决于人体内正气的强弱。

所谓正气，既指人体各器官的正常功能，也指人体的免疫系统功能或卫气；还指贮存于人体内的可以调用的营养物质与生物能量，即营气。壮医认为，人体正气有实有虚，实者有利于抵抗外毒，虚者不足以抵抗外毒，有时还导致外毒入侵。正气是一种内在的功能、物质与能量，在正气中功能为阳，物质与能量为阴。虚是主要的致病因素，故壮医寻因，外部毒为首，内部虚为根，邪毒阻滞三道两路或损耗正气至虚极衰竭，都会导致死亡。

壮医认为，人体之所以生病，一是因为毒性本身与人体正气势不两立，若正不胜邪，则影响三气同步而致病；二是因为某些邪毒在人体内阻滞三道两路，使三气不能同步而致病。虚即正气虚，或气血虚，虚既是致病的原因，也是病态的反应。作为致病的两大因素之一，虚可以表现为软弱无力、神色疲劳、形体消瘦、声低气微等临床症状。因为虚，人体的运化能力和防卫能力相应减弱，特别容易招致外界邪毒的侵袭，出现毒虚并存的复杂临床症状。

壮医外伤科学是在对外伤科疾病的认识与诊治的基础上形成的，毒与外科疾病的关系最密切，是多种病证的临床表现，更是招致百病的主要原因。无数中毒致病甚至死亡的实例和教训，使壮族先民对毒有着特别直接和深刻的感受，壮族先民由此总结了丰富的解毒和治疗方法。据文献记载和实地调查资料得知，壮族民间使用的毒药和解毒药在百种以上。

第三章

壮医外科治疗原则

一、通调三道两路

壮医三道两路学说十分强调一个"通"字，即道路要通畅。壮医认为，人体的重要生理活动是通过三道两路周而复始进行的，谷道、水道、气道和龙路、火路共同发挥协调脏腑气血骨肉的功能。各种病变，皆因三道不畅、两路不通。故三道两路必须保持畅通，以通为用，以通为要，以通为顺，有了疾病则以通为治，注重通调三道两路。

生理上，三道两路通畅，调节有度，人体内天、地、人三部之气及人体之气与大自然天、地二气才能保持同步协调平衡，则气血平衡，气血的化生、运行、输布和排泄有度，达到健康状态。病理上，三道两路任何一条道路阻塞或调节失度，均可影响三气同步，导致气血失衡而疾病丛生。只有三道通畅，人体内天、地、人三部之气才能保持畅通同步，人体之气与大自然的天、地二气才能保持同步运行，则人体气血化生和充养有源，体内废物排泄有度，气血平衡协调，人体处于健康状态。因此，三道偏于与大自然的天、地二气相通应。人体气、血、精、津等营养物质在谷道、水道、气道内化生后，进入龙路、火路，赖两路的网络循环流通于全身，以滋润和濡养全身脏腑、骨肉、组织、官窍。只有两路通畅，人体气血的运行、输布和排泄才能正常进行。因此，两路偏于与体内各脏腑组织相通应。

壮医外科常用的针挑疗法所选择的穴位（即挑点）是龙路、火路网络在人体体表的网结，通过对这些网结进行针挑放血，可以达到排毒逐瘀的目的，毒去瘀尽，即可使龙路、火路的气机恢复畅通，路通则病除。老壮医覃必志认为，针挑疗法治疗痔疮，其机理是当人体的直肠发生疾病时，体内正邪相争，会在腰骶部的龙路、火路网络出现体表反应点（压痛或敏感点）或皮下反应点（皮下网结、色素点或硬结等），通过针挑龙路、火路在体表及皮下的网结点，激发经络本身抵抗病邪的功能，挑拔出症结纤维，排出瘀血，从而疏通经隧之瘀滞，驱毒外出，达到治愈痔疮的目的。

二、调和阴阳

壮医认为，任何事物都可以划分阴阳，阴阳也是万事万物的起源。壮医的阴阳

7

概念源于壮族先民的生活环境，壮族聚居于岭南地区，属于亚热带气候区，气温较高，雨量充沛，四季分明，寒暑消长，冬去春来，壮族先民对阴阳概念的认识历史悠久。阴阳的重点在于平衡，即保持人与自然的平衡和机体内部的平衡。壮医认为，正常情况下，人体三部（上部天、下部地、中部人）是一个小周天，小周天保持阴阳平衡协调而得以正常运行；人体内的脏腑也互为阴阳，阳中有阴、阴中有阳，若脏腑阴阳失衡，如内脏受寒邪侵袭，则阴盛，发为阴证；受热毒、火毒侵袭，则阳盛，发为阳证。壮医通过在背部（阳脉）、胸部（阴脉）进行药物竹筒拔罐、针刺、药线点灸等治疗，使阳脉、阴脉通畅，阴阳平衡则疾病向愈。

三、调气、解毒、补虚

毒虚致病是壮医的病因病机。壮医论病，首重寻因，百因毒为首，百病虚为根。毒邪侵入机体，机体正气不足，难以抵抗毒邪而导致疾病发生。

壮医以三气同步、三道两路为基本理论，以通为用，三气紊乱则调控失序，三道不顺则呼吸吐纳受限，两路瘀塞则气血运行不畅，天、地、人三气不能同步，疾病乃生。壮医调畅气机、通调三道两路，以外治为主、内治为辅。以针刺、刮痧、拔罐、佩药、洗浴、外敷为特色的壮医外治技法在临床上应用广泛。

毒病有广义的毒邪致病与狭义的毒药中毒，是壮医第一大特色优势病类。壮药中，解毒药占近一半，是壮医第一大特色药物资源。壮医解毒，首先是要寻因辨毒，因病施治。最基本的治疗措施是防毒隔毒，其次是拔毒排毒，然后是药物解毒，后期是补虚以恢复健康。

壮药补虚，针对不同虚证使用不同药物。壮医将壮药分成公药、母药、主药、帮药、带药。公药针对阳虚阴盛的阴证，为补阳药，凡温补、增强人体抵抗力和免疫力的壮药多为公药；母药针对阴虚阳盛的阳证，为补阴药，多为寒凉类壮药，大抵有清热降火、消炎解毒杀菌功效；主、帮、带相当于中医的君、臣（佐）、使，主药为君药，必不可少，可用公药或母药，剂量大。壮医药更倾向于药食同补，在方剂中使用动物药，或在食物中加入补虚药。

总之，壮医通过外治和内服药物，加速气血运行，从而达到调气的效果。治疗后局部或者全身发热，毛细血管和毛孔扩张，体内的风毒、湿毒、热毒等加速排泄散发，从而达到解毒的效果。通过激活体表经络穴位，增强脏腑器官、四肢百骸、脑髓的功能，使机体恢复常态而达到补虚的效果。

第四章

壮医外科常用外治法

广西气候湿热，临床常见的外科疾病多以湿热证型为主。壮医外治法大致可分为两种，一种以操作技法为主，如壮医药线点灸疗法、壮医针刺疗法、壮医药物竹罐疗法、壮医灯草灸疗法、壮医刀油疗法等；另一种以壮药为主，如壮药熏洗疗法、壮药敷贴疗法、壮医佩药疗法等。广西盛产寒凉性中药、壮药，清热解毒功效突出。临床使用各种外治法时，可以单独使用一种外治法，也可以几种外治法联合使用，根据疾病和病情灵活选择应用。壮医外治法的应用范围广泛、操作方便、安全有效，在临床上治疗常见外科疾病的效果良好。

一、壮医药线点灸疗法

壮医药线点灸疗法是使用特制壮药液浸泡过的苎麻线，点燃后灭掉明火，利用线头的珠火灼灸人体的特定穴位或部位，从而达到预防和治疗疾病目的的壮医特色外治法。该疗法有促进气血循环和改善营养状态、调节机体神经免疫机制的作用，药线便于携带，点灸操作简单，具有简、便、验、廉的优点，便于推广应用。壮医药线点灸疗法在外科疾病的治疗上运用广泛，适用的疾病种类多，临床疗效佳，尤其是在瘙痒性皮肤病方面使用较多。壮医药线点灸疗法在长期的临床实践中形成了"寒手热背肿在梅，痿肌痛沿麻络央。唯有痒疾抓长子，各疾施灸不离乡。"的取穴原则，治疗时取先痒部位的穴位为主，根据皮损情况按梅花穴、葵花穴的方式取穴施灸。

二、壮医针刺疗法

壮医针刺疗法是以三道两路理论和脏腑气血理论为指导，用大号缝衣针等针具，根据病证选择体表的某些穴位或部位，运用不同手法挑破其浅层皮肤或挑出皮下纤维，从而达到调理气血目的的治疗方法。操作方法一般是先根据病证选择穴位或体表上的病理阳性反应点作为针挑点，常规消毒后，用针具对准针挑点下针。手法有浅挑、深挑、急挑、慢挑、轻挑、重挑、跃挑和摇挑等。一般一个针挑点可反复挑几次，挑后用碘伏和酒精消毒创口。此法常用于治疗痔疮、痈、瘰病、疳积、腰痛等病证。

老壮医罗家安针刺疗法，工具简便，普通缝衣针、一根箭猪毛或植物的硬长针即可。取穴一般以疾病所在部位为依据，持针如握毛笔，快速刺下，并挤出少量血，针后可外搽生姜水以通气。可用于治疗 80 多种疾病，尤其是对各种痧症、痔疮疗效良好。

三、壮医药物竹罐疗法

壮医药物竹罐疗法是壮医特色疗法之一，壮族民间素有"百病皆可罐之"的说法。该疗法是用煮沸的壮药液加热用金竹特制的竹罐，并趁热吸拔于治疗部位上，以治疗疾病的一种方法。竹筒拔罐通过局部吸压刺激配合药力和热力作用，从而起到疏通机体三道两路、拔痧祛毒、温血通脉、行气止痛的作用。

四、壮药熏洗疗法

壮药熏洗疗法是临床上常用的外治法。该疗法是将选取的特色壮药煎汤，趁热熏蒸皮肤或患处，待药液温度适宜时再行沐浴的一种方法。该疗法借助药力和热力，通过皮肤、黏膜作用于肌体，直达病所，促使腠理疏通、脉络调和、气血流畅，从而达到预防和治疗疾病的目的。该疗法常用于治疗跌打损伤、腰腿痛、风湿关节痛、皮肤病等。选用的药物可根据病情而定，常用的壮药有九里明、红木棉花、火炭母、透骨草、宽筋藤、十大功劳、野菊花、地肤子、金银花、蒲公英、水杨梅、五色梅、一点红、千里光、海桐皮、香樟木、两面针、柚子叶、柑果叶、大罗伞、小罗伞、山菅兰、飞机草、三角泡等有清解热毒、燥湿功效的道地壮药材。该疗法安全，不仅改善症状快、疗效持久，而且不良反应少。

五、壮医敷贴疗法

壮医敷贴疗法是在壮医学基础理论指导下，根据不同的病证，选择相应的药物，将新鲜草药切碎、捣烂，或将壮药末加赋形剂调匀成糊状，敷于患处或穴位的一种方法。该疗法具有舒筋活络、消肿止痛、清热解毒、拔毒生新等功效，通过药物经皮吸收或对体表穴位及部位的刺激，疏通三道两路，调畅气机，从而达到防病治病的目的。如壮药面膜外敷是用温开水将适量药末调成糊状，均匀涂敷于面部，保持 20 分钟后用温水洗净。该疗法的优点是可使药物直接作用于病变部位，能够有效提高药物的生物利用度，改善局部皮肤环境，提高疗效，突显外治法的优势。

六、壮医佩药疗法

壮医佩药疗法是选用壮药佩挂于人体的一定部位，利用药物的特殊气味，达到防病治病目的的一种外治法。该疗法起源于古代的卉服，壮族聚居地区多湿热瘴气，很早以前壮族先民便以芳香化湿、辟秽化浊、防瘴的道地壮药组方，制成染料浸染衣物或制成佩饰香囊，使药物的有效成分作用于人体。该疗法适用于急性乳腺炎、腹股沟淋巴结炎、急性结膜炎、疳积、小儿口疮、慢性病、避孕、防病保健等。如佩挂红蓼、桐花、琼楠、婆罗门皂荚等，有散寒、祛湿或清热、镇痛之效；以鲜白花丹叫捣烂，装入小布袋，佩挂于鬓际，可治急性结膜炎；对于慢性病、小儿体弱多病，选用馥郁透串性药，以丝线串系，佩挂于颈项或戴于手腕，有保健防病作用。壮医药工作者还发掘研制出了壮药眼罩、壮药文胸等。

七、壮医灯草灸疗法

壮医灯草灸疗法又名灯火灸疗法，是用灯心草蘸植物油，点燃后直接或间接灼灸病变部位或穴位，以治疗疾病的一种方法，可分明灯灸、阴灯灸、余热灸三种。明灯灸：将点燃的灯心草慢慢地向穴位移动，稍停瞬间，待火焰略变大，则立即垂直点触于穴位上，随之发出清脆的"啪、啪"声，火亦随之熄灭，一般每穴灸1～2次。阴灯灸：施术者手持点燃的灯心草并用拇指压一下，再用温热的拇指按压穴位，每穴灸2～3次。余热灸：用灯心草1～3根浸油后点燃，随后立即把火吹灭，利用灯心草的余热点灸患者穴位。该疗法可疏通道路、畅行气血、通达内外、宣泄邪毒、补益正气、能补能泻，能温能清，有扶正与祛邪两方面的作用，适用于内科、外科、妇科、儿科、五官科、皮肤科等科的多种病证。

八、壮医刀油疗法

壮医刀油疗法又称打刀油，先取新鲜的黄荆条或白荆条干或枝，去皮，将其燃烧，再将刀斧置于其上，使燃烧的药物烟雾熏之，让水汽在刀斧上凝聚，以手蘸取药物的水汽反复涂搽患部。每日操作数次，直到病痛逐渐消除而疾病痊愈为止。该疗法适用于各种感染所致的淋巴结肿大、无名肿毒、疱疮等。操作时要注意先将器具清洗干净；刀斧的温度要与其形成反差，水汽才能凝集；皮肤已破溃者要慎用。

第五章

壮医外科用药特点

一、重视调气、解毒、补虚

壮医认为毒虚致百病，在治疗上以恢复三气同步、三道两路通畅为目的，因此，外科疾病的治疗用药重视使用调气药、解毒药和补虚药。调气药能调节、激发或通畅人体之气，使之正常运行，与天地之气的运行保持同步。常用调气药有九里香、黄皮叶、假蒌、莎草等。

毒病以红肿热痛、溃烂、肿瘤、疮疖、黄疸、血液病等急性炎症、器官组织器质性病变及同时出现的功能改变为主要临床表现。壮医使用毒药历史悠久，壮医认为，疾病以毒为因，用毒药以毒攻毒，常能收到显著的效果。解毒药能化解、祛除体内毒邪，使毒去则正安，气复而向愈。对于解毒药，大部分按其功效分类，即根据其解毒功效分为解箭毒、解药毒、解蛇虫毒、解蛊毒、解食物中毒、解酒毒、解金属毒、解瘴毒及解毒范围较大的解诸毒九类，临床中根据不同中毒原因使用相应的解毒药。当然，使用毒药应相当谨慎，严格掌握适应证，注意用量及用药后的反应，确保用药安全。

虚病或以虚为主要临床表现，多见于慢性病、老年病或邪毒祛除之后的恢复期，补虚药能补益人体气血，调整人体机能，使其达到正常状态。

二、药疗与食疗相结合

壮医重视药疗与食疗相结合，认为食疗在补虚方面尤其适用，同时重视使用动物药。因人为灵物，同气相求，以血肉有情的动物药补虚最为有效，壮医在此方面积累了较多的食疗经验。如认为虫类药能祛风止痛镇惊、鱼鳞能化瘀通络、软坚散结，介甲之属能滋补潜阳、安神定魄，飞禽走兽能滋养气血、燮理阴阳。壮医认为常年生长于深山老林、江河湖海的动物，得天地纯正之气最多，补力最强，因此民间有"扶正补虚，必配用血肉之品"的用药经验。常用的补虚动物药有山羊肉、老母鸭等。

壮医强调服药时注意忌口，认为服药期间一般忌食生冷、油腻、腥臭食物。忌食母猪肉、公鸡肉、牛肉、鲤鱼、芋头、绿豆、葱、蒜及辛辣食物、酒。疮疡、无名肿毒、皮肤病及手术后服药忌食发物，如鱼、虾、蟹、葱、韭菜、菠萝、烈酒、牛肉、竹笋等。壮医认为，食物与食物的搭配也有一些禁忌，如猪肉忌荞麦、鸽肉、鲫鱼、黄豆，山羊肉忌醋，狗肉忌蒜，鲫鱼忌芥菜、猪肝，猪血忌黄豆，猪肝忌荞麦、豆酱、鲤鱼肠子、鱼肉，鲤鱼忌狗肉，龟肉忌苋菜、酒、果，鳝鱼忌狗肉、狗血，鸭蛋忌桑椹子、李子，鸡肉忌芥末、糯米、李子，鳖肉忌猪肉、兔肉、鸭肉、苋菜、鸡蛋等。这些禁忌主要是避免人体气滞、生风、生疮、发病等，对临床应用也具有重要的参考意义。

三、习用鲜药提高疗效

利用鲜药外敷与岭南地区动植物资源条件、壮族人民生产生活条件有密切关系。壮族聚居地区地处亚热带，气候温和，雨量丰沛，草木生长茂盛，四季常青，药物资源丰富，为使用新鲜药物提供了便利。鲜药的活性有效成分含量高，易于吸收，临床疗效好。同时，因鲜药未经干燥加工，药效成分丢失较少，疗效常优于干药。因此，壮医就地取材，并逐渐形成喜用鲜药的习惯。尤其是外伤疾病，受伤后就地取材，一把草药就能疗伤。壮医常用的鲜药有上百种之多，如仙人掌、蒲公英、鲜地黄、鲜芦根、鲜茅根、鲜石斛、鲜藿香等。这些鲜药可用于内服、外敷。一般来说，内服鲜药多取其滋阴清热之功效，外敷鲜药多取其清热解毒之功效。治疗毒蛇咬伤的草药，一般也是以鲜药为佳。使用鲜药要具备一定的环境条件，如无条件，还需使用干药。

四、辨证与辨病用药

壮医主张辨病与辨证相结合，以辨病为主。辨病是决定治疗原则和选方用药的主要依据，辨证则是处方用药的重要参考。壮医辨病重在辨痧、瘴、蛊、毒、风、湿六大类。临床治病多为专病专方专药，即使证变了，也不一定立即变更治疗原则和原方药。辨证，是辨阴证和阳证，证是患者全身状况的综合反映，从证的变化可以预测疾病的转归。由阴证转阳证，多为疾病逐渐好转的征象；由阳证转阴证，则提示疾病趋重和恶化，甚至预后不良。因此，辨证是在辨病的基础上，进一步判明疾病的病因、病位、病势，加以综合，以确定疾病的阴阳属性，是壮医外科疾病选方用药或外治的重要参考。

· 中编 ·

验方

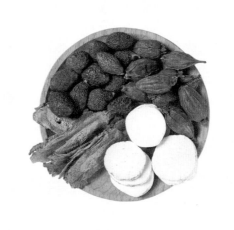

第一章

常见疮疡疾病

广义的疮疡是一切体表浅显外科疾病的总称。狭义的疮疡是指各种致病因素侵袭人体后引起的体表感染性疾病。本章介绍的疮疡是指狭义上的疮疡，是壮医外科最常见的疾病，包括所有的肿疡及溃疡，如疖、疔疮、痈、发、疽、丹毒、慢性皮肤溃烂、臁疮、瘰疬及各种无名肿毒等。

一、狠尹（疖）

疖是指发生在肌肤浅表部位的、范围较小的急性化脓性疾病。临床特征是色红、灼热、疼痛，突起根浅，肿势局限，范围多小于 3 厘米，易脓、易溃、易敛。

◎ 001

【处方】芭蕉皮适量。

【用法】研末，与米汤调匀，点在疮头上。点药面积不可过宽，以免疮口太大，日后难以收口。

【主治】疮已成脓，经久未穿，脓不能排出，胀痛难忍。

◎ 002

【处方】慈姑 3 个，生盐少许。

【用法】共捣烂煨热，敷患处。忌食蛋类及动物肝脏。

【主治】脚底生疮，硬肿疼痛。

◎ 003

【处方】生蝌蚪 300 克，白矾 120 克，三黄散（由大黄、黄连、黄柏各等份组成）60 克。

【用法】共放入瓦罐内，将罐口封固，埋于阴凉处，2 个月后取出，涂敷患处，每日 2 ～ 3 次。忌食酒、公鸡、鲤鱼等。

【主治】疮已成脓未溃，红肿灼热痛甚。

◎ 004

【处方】芙蓉叶 60 克，过江藤 18 克，水芹菜 60 克，凹叶景天 30 克，丁香蓼 30 克，生盐 18 克。

【用法】共捣烂敷患处，每日换药 3 次。

【主治】阳毒疮初起。

◎ 005

【处方】雀粪一撮，米醋适量。

【用法】共捣烂为丸，每次取黄豆大小的一粒敷患处。

【主治】疮疖肿痛不溃破。

◎ 006

【处方】火炭母叶、菊花各 60 克，酸粥适量。

【用法】共捣烂调匀，敷患处，每日换药 2 次。

【主治】疮疖初起未成脓。

◎ 007

【处方】鱼腥草适量。

【用法】捣烂煨热，敷患处，每日换药 2 次。

【主治】疮疖初起。

◎ 008

【处方】木鳖子叶、黄鳝鱼头、狗肝菜、田基黄各等份。

【用法】共捣烂，用淘米水调匀敷患处，每日换药 2 次。忌食蛋及燥热食物。

【主治】各种热疮初起。

◎ 009

【处方】生半夏、山慈菇、生天南星、雄黄、大黄、木鳖子仁各 3 克。

【用法】共研细末，用米醋调匀涂患处。

【主治】疮毒初起。

◎ 010

【处方】鲜了哥王、鲜犁头草、鲜土半夏、鲜七星莲各适量。

【用法】共捣烂，加少量米汤调匀敷伤口周围，每日换药 1 次。

【主治】各种疮疡。

◎ 011

【处方】芙蓉根、红花根、蓖麻根各适量。

【用法】共捣烂敷患处。

【主治】疮疡红肿。

◎ 012

【处方】生大黄、米醋各适量。

【用法】磨汁涂患处。

【主治】疮疡初起，红肿疼痛。

◎ 013

【处方】银朱 9 克，轻粉、乳香各 3 克，蛇床子、杏仁各 15 克，没药 1.5 克，木鳖子仁 4.5 克。

【用法】共研末，再加新鲜松脂、红蓖麻仁各 30 克共捣烂。先用灯心草垫患处表面再敷药。

【主治】疮疡肿毒，亦可拔刺入肉中的玻璃、竹木等异物。

◎ 014

【处方】生梅子、生黄柏、生大黄、生川乌、生草乌、甘草、乳香、没药、蜈蚣、铜末各适量。

【用法】共捣烂敷患处。

【主治】疮疡肿痛。

◎ 015

【处方】蓖麻子 12 克（去壳），木鳖子仁 30 只，巴豆 10 粒（去壳），铜绿、乳香各 12 克，杏仁、桃仁（连壳）、没药各 15 克，松香 18 克。

【用法】共捣碎研末，用水调成膏，敷患处。

【主治】疮疡。

◎ 016

【处方】皂角、生黄芪各 9 克，甘草、乳香各 1.5 克。

【用法】共研末，每次服 9 克，酒送服。

【主治】疮疡胀肿未破。

◎ 017

【处方】赤小豆、苎麻根各适量。

【用法】共捣烂敷患处。

【主治】疮疖肿痛。

◎ 018

【处方】金线吊葫芦 30 克，马铃薯 180 克，万年青 30 克，阴阳莲 12 克。

【用法】共捣烂或捣汁，敷搽患处。

【主治】皮肤红肿未成脓而剧痛。

◎ 019

【处方】黄色蜈蚣数条。

【用法】焙干研末，加菜油调匀，搽患处。

【主治】疮疖日久不愈。

◎ 020

【处方】桃树枝叶适量。

【用法】捣烂敷疮口，待蛆虫出或死，另取桑叶水煎洗去腐肉，最后敷拔毒生肌膏。

【主治】疮已溃烂，脓液腥臭而生蛆。

◎ 021

【处方】节节花适量。

【用法】捣烂浸酒，搽患处。

【主治】疮内生蛆。

◎ 022

【处方】丝瓜叶适量。

【用法】捣汁涂患处。

【主治】头疮生蛆。

◎ 023

【处方】苦木叶适量。

【用法】水煎洗患处。

【主治】烂头疮，皮肤湿疹。

◎ 024

【处方】十大功劳茎叶适量。

【用法】水煎洗患处。

【主治】小儿头疮。

◎ 025

【处方】桉树叶、白纸扇、葫芦茶各 300 克，樟脑末 3 克。

【用法】前三味浓煎去渣，再熬至滴水成珠，待冷后加入樟脑末混合成膏，涂患处。

【主治】大小疮疖，红肿疼痛；或已溃烂，脓水浸淫，经久不愈。

◎ 026

【处方】苦荬菜适量。

【用法】捣汁搽患处。

【主治】疮疖。

◎ 027

【处方】老虎耳适量。

【用法】加生盐少许共捣烂，敷患处。每日换药1次。

【主治】疮疖。

◎ 028

【处方】泽兰适量，生盐少许。

【用法】共捣烂敷患处，每日换药1次。

【主治】疮疖。

◎ 029

【处方】铁扫帚、九里明、黄荆、苦李根、小葡萄（地葡萄）、火药、茶油各适量。

【用法】前五味共捣烂，调火药、茶油炒热外敷患处，每日换药1次。

【主治】疮疖。

◎ 030

【处方】蒲公英、紫花地丁、地桃花各适量。

【用法】共捣烂，用天星子磨水调匀，敷患处，每日换药1次。

【主治】疮疖。

◎ 031

【处方】鲤鱼胆、旧石灰、断肠草叶各适量。

【用法】先用断肠草叶水煎洗患处，再将前二味捣烂敷患处，每日换药1次。切忌内服。

【主治】疮疖。

◎ 032

【处方】鹰不扑、黄葵、天南星各适量。

【用法】共捣烂敷患处，每日换药1次。

【主治】疮疖。

◎ 033

【处方】断肠草叶、水田七、三白草根、金钱草、王瓜根、犁头草各适量。

【用法】共捣烂敷患处，每日换药1次。忌内服。

【主治】疮疖。

◎ 034

【处方】三钱三根适量。

【用法】切碎后煎水过滤，滤液再浓缩成膏，涂患处。

【主治】疮疖，脓肿。

◎ 035

【处方】樟脑、雄黄各 3 克，蜈蚣 4 条，梅片 1.5 克，木鳖子 30 克。

【用法】共研末，用猪胆汁调匀敷患处。

【主治】疮疖初起。

◎ 036

【处方】蜘蛛壳、山螺壳各数个。

【用法】烧灰存性，研末，调淘米水敷患处。

【主治】疮疖。

◎ 037

【处方】闹羊花茎叶适量。

【用法】捣烂敷患处。

【主治】疮疖。

◎ 038

【处方】金不换、毛薯、生地黄、牛膝各 12 克，甘草、忍冬蕊、血竭各 6 克，大黄 15 克，田七 4.5 克，黄连 9 克。

【用法】共研末，用蜡油调匀搽患处。

【主治】疮疖。

◎ 039

【处方】七叶一枝花适量。

【用法】磨醋涂患处，每日数次。

【主治】疖肿。

◎ 040

【处方】①香白芷适量；②绣花针、云实根、红芙蓉、红薯藤苗、生盐各适量。

【用法】方①磨醋涂患处；方②共捣烂敷患处，每日换药 1 次。

【主治】疮疖。

◎ 041

【处方】红薯藤根、异色黄芩、塘基藕各 60 克，黄糖适量。

【用法】共捣烂敷患处，每日换药 3 次。忌食蛋、黄豆、公鸡、鲤鱼、鹅、虾等。

【主治】疮疖初起。

◎ 042

【处方】皂角、银花、生地黄、赤小豆各适量。

【用法】共捣烂敷患处。寒者加葱头，热者加大黄，溃破者加冰片、乳香。

【主治】疔疽肿毒。

◎ 043

【处方】未成熟的柚子皮汁 30 毫升，梅片 0.9 克。

【用法】共调匀涂患处，每日 3 ～ 5 次。

【主治】热毒疮疖、跌打肿痛等。

◎ 044

【处方】苦楝树叶 200 克，青蒿 100 克，大叶千斤拔 200 克。

【用法】水煎洗患处，每日 1 ～ 2 次。

【主治】小儿烂头疮。

◎ 045

【处方】活蜈蚣 2 ～ 3 条，茶油 150 毫升。

【用法】用茶油浸泡蜈蚣 10 日后备用，用时取油涂患处，每日 3 ～ 5 次。

【主治】小儿烂头疮。

◎ 046

【处方】百草霜 15 克，川连、枯矾各 9 克。

【用法】共研细末，先用茶麸水煎洗净头上痂块，剪去患部头发，再用茶麸水洗头，洗净拭干后用上药搽患处，每日 2 次。忌食燥热食物及虾蟹。

【主治】小儿烂头疮。

◎ 047

【处方】飞天蜈蚣、百草霜各等量。

【用法】共烘干研末，撒患处。

【主治】小儿烂头疮。

◎ 048

【处方】①金银花 30 克；②韭菜梗适量。

【用法】方①水煎洗患处；方②烧灰撒患处。每日各 1 剂。

【主治】小儿烂头疮。

◎ 049

【处方】大飞扬草适量。

【用法】水煎洗患处，每日数次。

【主治】小儿烂头疮。

◎ 050

【处方】桃树叶 500 克，雄黄 200 克。

【用法】水煎洗患处，每日 3 次，每次 1 剂。

【主治】小儿烂头疮。

◎ 051

【处方】生大黄、生山栀子、甘草节、红花、木鳖子、苦参、黄柏各 9 克。

【用法】共研末，调茶油涂患处。

【主治】小儿烂头疮。

◎ 052

【处方】泽泻、黄连、黄柏、栀子、木鳖子各 6 克，姜黄、白芷各 7.5 克，黄芩、甘草、天花粉、雄黄各 3 克，天南星 9 克，乳香、没药各 1.5 克。

【用法】共研末，调猪胆汁涂患处，无猪胆汁可用水瓜汁代替。

【主治】小儿烂头疮。

◎ 053

【处方】水银、雄黄、铜青、蛇床子、密陀僧各 3 克，枯矾、朱砂各 1.5 克，大枫子肉 10 个。

【用法】共研末，调茶油涂患处。

【主治】小儿烂头疮。

◎ 054

【处方】①松香、猪油各适量；②石螺适量。

【用法】方①共捣烂敷患处；方②水煎洗患处。每日各 1 剂。

【主治】小儿烂头疮。

◎ 055

【处方】猪毛、鸡毛、头发各适量。

【用法】共烧灰研细，用茶油沉渣调搽患处。

【主治】小儿烂头疮。

◎ 056

【处方】皂角 6 克，雄黄、九龙川各 9 克，草席灰 12 克。

【用法】共研末，撒患处。

【主治】小儿烂头疮。

◎ 057

【处方】①金银花 15 克，土茯苓 3 克，大黄 6 克；②五倍子、黄丹、生石膏各 4.5 克，雄黄、白芷、松香、硫黄各 6 克。

【用法】方①水煎外洗；方②研末，调茶油涂患处。

【主治】小儿烂头疮。

◎ 058

【处方】松香、煅五倍子、枯矾各 30 克，樟脑 90 克，冰片 3 克。

【用法】共研末，调油涂患处。

【主治】小儿烂头疮，流脓浆水。

◎ 059

【处方】橄榄核适量。

【用法】烧炭研末，调茶油搽患处。

【主治】小儿烂头疮。

◎ 060

【处方】蛇菰适量。

【用法】磨水涂患处，每日 3 次。

【主治】头疖，无红肿。

◎ 061

【处方】鲜野红兰、鲜田基黄、鲜踩不烂各 9 克。

【用法】共捣烂，与米双酒拌蒸，涂搽或敷患处。忌食蛋类及豆类。

【主治】头部生疮，疼痛红肿，形状如蛇，间有发热。

◎ 062

【处方】毛薯、石灰各适量。

【用法】共捣烂敷患处，每日换药 1 次。

【主治】毛虫疱（毛管疮），疖。

◎ 063

【处方】路边菊叶一撮，糖适量。

【用法】共捣烂敷患处，每日换药 1 次。

【主治】毛虫疱（毛管疮）。

◎ 064

【处方】天花粉、白鲜皮、生大黄、甘草节、威灵仙（先煎）、土茯苓（先煎）各 9 克，防风、栀子、白芷、赤芍、连翘各 6 克，生地黄 15 克。

【用法】水煎服，药渣加浮萍复煎洗患处，每日 1 剂。

【主治】身上生疮。

◎ 065

【处方】冰片 3 克（研细），铜末 6 克，水银 4.5 克，白蜡 30 克。

【用法】拌匀搽患处。

【主治】疮、烂脚。

◎ 066

【处方】火殃簕、五倍子、生盐各适量。

【用法】水煎洗患处。

【主治】坐板疮。

◎ 067

【处方】何首乌根、三白草根、生酒糟各适量。

【用法】先将生酒糟熨热，分别配以前两味药捣烂，三白草根敷涌泉穴，何首乌根敷患处。

【主治】多发性脓肿。

二、呗疔（疔疮）

疔疮以形小、根深、坚硬如钉，发病较急、变化迅速、危险性较大为临床特点。初起如粟，继则掀红发热，肿势渐增，疼痛剧烈。若脓疔根排出，则肿消痛止而愈；反之可发展为疔疮走黄，即疔毒发散，入于血分，内攻脏腑，出现头黑陷，无脓、肿势散漫，并伴有寒热头痛，胸闷烦躁，恶心呕吐，舌硬口干，舌绛、苔黄，甚则神昏谵语，痉厥。疔疮生无定处，但以颜面和手足疔为多见，包括红丝疔、股疔、烂疔。

◎ 001

【处方】蟾酥 1.5 克，水银 1.2 克，生白矾 60 克，冰片 6 克，牙硝 60 克。

【用法】共研末，拌匀为丸，如米粒大，朱砂为衣，每次取适量，开水化开搽患处。

【主治】各种疔疮肿毒。

◎ 002

【处方】苦草、九里明、金银花、儿茶、苦参、甘草、五倍子、白矾、土茯苓各 6 克。

【用法】水煎洗患处。

【主治】疔疮初起。

◎ 003

【处方】蟑螂 3 只（白肚者佳），黄麻虫 10 只。

【用法】共捣烂敷患处，敷前先挑破疮头。

【主治】疔疮初起。

◎ 004

【处方】白菊花叶 120 克，木芙蓉花叶 60 克，七叶一枝花根 90 克，八角莲花叶 60 克。

【用法】白菊花叶、木芙蓉叶阴干研末，其余二味烘干研末，用凡士林或香油调为膏剂（鲜品捣烂用更佳），敷患处。如疔疮走黄，症见发热发冷、疼痛异常，取石斛 60 克，银花、连翘各 30 克，甘草 9 克，水煎，分数次服，再用生白菊花叶拌黄糖捣烂敷患处。

【主治】恶毒疔疮及一切红肿疮疖。

◎ 005

【处方】鲜蒲公英 2000 克，白纸扇 1000 克。

【用法】武火水煎 2 小时，去渣，再用文火煎熬成膏，敷贴患处。如周身发热疼痛、心烦躁，可服药膏 3 ～ 6 克。

【主治】疔疮恶毒肿痛未溃，或无名肿毒，恶寒发热，疮刺痛，烦渴等。

◎ 006

【处方】嫩葱头、生芙蓉叶、蜂蜜各 30 克。

【用法】葱头和生芙蓉叶混合捣烂，再加入蜂蜜捣成膏，敷患处，每日换药 3 次。

【主治】疔疮发热、红肿疼痛，疔头或红或黑。

◎ 007

【处方】雄黄 6 克，大黄 6 克，蜈蚣（去足）1 条，斑蝥 4.5 克。

【用法】共研末，炼蜜为丸如绿豆大，桂圆肉为衣，每日早上服 1 次，分 3 日服完。

【主治】疔疮。

◎ 008

【处方】蜣螂适量。

【用法】捣烂，调茶油搽患处。

【主治】疔疮。

◎ 009

【处方】土茯苓、蝉蜕、木通、乳香、黄柏、黄芩各 9 克，天花粉、生地黄、金银花、车前草各 12 克。

【用法】水煎服。

【主治】疔疮。

◎ 010

【处方】木芙蓉叶适量。

【用法】晒干研粉，调凡士林涂患处，每日 2～3 次。

【主治】各种疔疮肿毒。

◎ 011

【处方】仙人掌、竹笋苗、青麻根、辣椒苗、独蒜、石蒜各适量。

【用法】共捣烂，用青叶子包好，放入火灰中煨热，敷患处，对时换药。

【主治】疔疮。

◎ 012

【处方】大田基黄叶、木棉树叶、苦楝树叶、南蛇簕嫩苗、鲜仙人掌（去皮刺）各适量。

【用法】共捣烂敷患处，每日换药 1 次。

【主治】疔疮。

◎ 013

【处方】鲜水田七根适量。

【用法】捣烂敷患处，每日换药 1 次。

【主治】疔疮。

◎ 014

【处方】益母草适量。

【用法】捣烂敷患处，每日换药 1 次。

【主治】疔疮。

◎ 015

【处方】大田基黄适量，黄糖少许。

【用法】共捣烂敷患处，每日换药 1 次。

【主治】疔疮。

◎ 016

【处方】蓖麻子 9 克，乳香 9 克，麝香 0.15 克。

【用法】共研末，调淘米水饮服；或取枣肉捣烂如泥为饼，敷患处，2～3 小时换药。

【主治】疔毒。

◎ 017

【处方】九里明、蒲公英、地丁草各适量。

【用法】水煎洗患处。

【主治】疔疮。

◎ 018

【处方】木耳、白矾各 30 克，醋、米双酒各 90 毫升。

【用法】木耳焙酥，与白矾共研末，加醋、米双酒共调匀涂患处。

【主治】大小疔疮毒。

◎ 019

【处方】石斛 30 克，金银花 60 克。

【用法】先将石斛水煎 40 分钟，加入金银花再煎 20 分钟，分 3 次服，每 4 小时服 1 次，连服 3～4 剂。

【主治】大小疔疮毒。

◎ 020

【处方】巴豆 3 克，雄黄 1.5 克，大黄 15 克。

【用法】共研末，用饭和为丸，敷疔疮顶端。

【主治】疔毒。

◎ 021

【处方】鲜一点红适量。

【用法】捣烂敷患处，每日换药 1 次。

【主治】疔疮肿毒。

◎ 022

【处方】鲜青天葵适量。

【用法】捣烂取汁搽患处，每日 3～5 次。

【主治】疔疮。

◎ 023

【处方】生天南星、没药、雄黄、川连、乳香、白芷、木鳖子、五倍子、独脚乌桕各适量。

【用法】共研末，用茶油调匀搽患处。

【主治】疔疮、下疳。

◎ 024

【处方】土茯苓、赤芍、生地黄、天花粉、金银花各 9 克，九里明、皂角刺、牛蒡子、连翘各 6 克，甘草 3 克。

【用法】水煎服。

【主治】疗疮。

◎ 025

【处方】麝香 1 克，丁香、木香、沉香、藿香、降香、乳香、没药、血竭、儿茶、硫黄、红砒、小茴香、大黄、肉豆蔻、荜茇各 3 克，蛇床子、大枫子肉各 6 克，天仙子、水银各 18 克，麻油 120 毫升。

【用法】共研末，每次取适量调麻油搽患处。本方药有剧毒，应谨慎使用。

【主治】疗疮。

◎ 026

【处方】生地黄、金银花、土茯苓、连翘、牛蒡子各 9 克，黄柏、蝉蜕各 3 克，甘草节、九里明、木通各 6 克，槐花 45 克，蜈蚣 2 条。

【用法】水煎服，药渣用第二道淘米水复煎洗患处，小便不通者加车前草，大便秘结者加大黄。

【主治】疗疮。

◎ 027

【处方】生地黄、金银花、土茯苓、九里明、天花粉、连翘各 9 克，牛膝、大黄、苦参、黄芩、甘草节、车前草各 6 克，白芷 4.5 克，蜈蚣 2 条。

【用法】水煎服，药渣复煎洗患处。

【主治】疗疮。

◎ 028

【处方】蟾酥 1.5 克，冰片 4.5 克，蜈蚣 1 条，雄黄 4.5 克，枯矾 4.5 克，煅硼砂 2 克，金银花 5 克，连翘 5 克，大黄 6 克，血竭 3 克，朱砂 1 克。

【用法】共研末，水糊为丸，如绿豆大，每次服 5 丸，并取适量药丸用开水化开搽患处，疼痛者加没药 1.5 克。

【主治】疗疮。

◎ 029

【处方】白花蛇舌草适量。

【用法】捣烂敷患处。

【主治】蛇头指。

◎ 030

【处方】茅梅根、大叶田基黄全草、了哥王叶、硫黄、冰片各适量。

【用法】共捣烂敷患处，化脓者加黄糖、红薯叶。

【主治】甲沟炎。

◎ 031

【处方】蜈蚣 1 条，雄黄、白芷、防风、山慈菇各 3 克，乳香、没药各 1.5 克，猪胆 1 个。

【用法】共研末，与猪胆汁调匀涂患处。

【主治】蛇头疮。

◎ 032

【处方】鸡爪木 60 克（切片），醋 50 毫升。

【用法】共煎 30 分钟洗患处。

【主治】蛇头指。

◎ 033

【处方】枧水 120 毫升，斑蝥 4 只。

【用法】斑蝥去头、足、尾，与枧水共煎沸 20 分钟后浸洗患处，每日 3 ～ 4 次。

【主治】蛇头指。

◎ 034

【处方】田螺 1 个（小者 2 个），白胡椒 7 粒。

【用法】共捣烂敷患处，每日换药 1 次。

【主治】蛇头指。

◎ 035

【处方】凤仙花全草适量，黄糖少许。

【用法】共捣烂敷患处。

【主治】蛇头指及一切无名肿毒。

◎ 036

【处方】水田七、老鼠瓜各 15 克，田螺 4 个。

【用法】共捣烂敷患处。

【主治】蛇头指。

◎ 037

【处方】白及、南蛇藤各适量。

【用法】共捣烂敷患处。

【主治】蛇指头。

◎ 038

【处方】雄黄、黄精、白芷、血竭、山慈菇、生川乌、生草乌、生天南星、生半夏、生黄柏各 3 克，川连 1.5 克，没药、乳香各 1 克，生大黄 9 克。

【用法】共研末，木芙蓉叶捣烂取汁与药末调匀，搽患处。

【主治】蛇头指及百毒恶疮。

◎ 039

【处方】蓖麻子、生川乌、生大黄、甘草各 3 克。

【用法】共研末，与酒糟共捣烂敷患处。

【主治】蛇头指。

◎ 040

【处方】黄花地丁适量，生盐少许。

【用法】共捣烂敷患处，每日换药 1 次，化脓者可加木芙蓉根适量。

【主治】蛇头指。

◎ 041

【处方】上山虎、七枝莲、飞天蜈蚣、两面针、山豆根各 9 克。

【用法】水煎服，每日 1 剂；或浸酒搽患处，病情重者加八百力 1 片。

【主治】蛇头指。

◎ 042

【处方】辣椒根 30 克，酸笋一小块。

【用法】共捣烂敷患处，每日换药 1 次。

【主治】蛇头指。

◎ 043

【处方】蜈蚣 3 条（研末），猪胆汁半杯。

【用法】共调匀搽患处，每日 1～3 次。

【主治】蛇头指。

◎ 044

【处方】七星莲适量，生盐少许。

【用法】共捣烂敷患处，每日换药 1 次。

【主治】甲沟炎。

◎ 045

【处方】凤仙花 15 克。

【用法】捣烂敷患处，每日换药 2 次。忌食公鸡、鲤鱼、酥燥食物。

【主治】蛇头指。

◎ 046

【处方】蜈蚣 1 条，雄黄 6 克，葱头 2 颗。

【用法】共捣烂敷患处，破溃者敞露疮口，每日换药 1 次。忌食热毒食物。

【主治】蛇头指。

◎ 047

【处方】石蒜 30 克，山慈菇 15 克，雄黄 3 克，米双酒 50 毫升。

【用法】前三味共捣烂，加米双酒调匀敷患处，每日换药 2～3 次。

【主治】手指发热、红肿疼痛。

◎ 048

【处方】葱头、豆豉、龙船花叶、野芋头叶各等份。

【用法】前三味共捣烂，用野芋头叶包好，放入子母灰（半红火灰）中煨热敷患处。

【主治】蛇头指。

◎ 049

【处方】钩藤叶、骨碎补、石韦根、鲜海金沙根各 15 克。

【用法】共捣烂，加沸水 200 毫升浸泡 10 分钟，取汁搽患处，每日十余次。

【主治】手足部疔疮。

◎ 050

【处方】野辣椒叶适量。

【用法】捣烂敷患处。

【主治】蛇头指。

◎ 051

【处方】尖尾凤适量。

【用法】加少许生盐共捣烂，敷患处。

【主治】蛇头指。

◎ 052

【处方】水八角叶、凉薯各适量，生盐少许。

【用法】共捣烂敷患处。

【主治】蛇头指。

◎ 053

【处方】乌桕木叶、串鱼草各适量。

【用法】共捣烂，用醋调匀敷患处。

【主治】蛇头指。

◎ 054

【处方】威灵仙叶、糯米各适量。

【用法】共捣烂敷患处。

【主治】蛇头指。

◎ 055

【处方】三叉草 60 克，雄黄少许。

【用法】共捣烂，加酒煨热敷患处。

【主治】虎口疮。

◎ 056

【处方】老虎耳叶适量，硫黄少许。

【用法】加酒糟适量共捣烂，敷患处，每日换药 1 次。

【主治】蛇指头疮。

◎ 057

【处方】铁尺草 100 克，米酒适量。

【用法】铁尺草捣烂，加米酒煎沸，待温度适宜后洗患处；另用铁尺草嫩叶捣烂敷患处，每日换药 1 次。

【主治】蛇头指。

◎ 058

【处方】红烟屎适量。

【用法】先在疮头两侧行灯花灸，再取红烟屎涂患处。

【主治】蛇头指。

◎ 059

【处方】酸笋水 20 毫升，辣椒叶 10 克，蜈蚣 3 条。

【用法】共捣烂，先用烧热的纳鞋针在疮头两侧轻刺两针，再敷患处。

【主治】蛇头指。

◎ 060

【处方】生芦荟 7 条，茶麸 60 克，浸水老石灰 60 克。

【用法】共捣烂置杯内，将患指浸入药液中。

【主治】蛇头指。

◎ 061

【处方】了哥王、土常山、鲜金樱子嫩芽各适量。

【用法】共捣烂敷患处。

【主治】蛇肚疮。

◎ 062

【处方】木鳖子、七叶一枝花各适量。

【用法】共捣烂，用第二道淘米水调匀敷患处，每日换药 1 次。

【主治】足疗。

◎ 063

【处方】生烟油、雄黄、冰片、小田基黄各适量。

【用法】后三味共研末，与生烟油调匀敷患处。

【主治】蛇头指。

◎ 064

【处方】香薷、黄糖各适量。

【用法】共捣烂敷患处，每日换药 1 次。

【主治】面部疔疮。

◎ 065

【处方】黄葵根适量。

【用法】捣烂敷患处。

【主治】面部疔疮。

◎ 066

【处方】马螳螂、小桃仁、鸡冠血各适量。

【用法】前两味研末与鸡冠血调匀，敷患处。

【主治】面部疔疮。

◎ 067

【处方】地丁草、金银花各 15 克，白果 20 只，桔梗、知母各 6 克。

【用法】水煎服。

【主治】头面疔疮。

◎ 068

【处方】雄鸡冠血适量。

【用法】点患处。

【主治】人中疔。

◎ 069

【处方】蝇虎 5 只，猫尿少许。

【用法】蝇虎捣烂与猫尿混合，搽患处，每日 3 ～ 4 次。

【主治】人中疔，发热肿硬，疼痛难忍，甚而周身恶寒发热。

◎ 070

【处方】野猪藤 45 克，黄糖 15 克，生盐少许。

【用法】共捣烂敷患处，每日换药 2 ～ 3 次。

【主治】人中疔，局部发热，肿硬，疼痛难忍，甚而周身恶寒发热。

◎ 071

【处方】蜘蛛 5 只，盐梅肉 2 个，砂糖 6 克。

【用法】共捣烂敷患处。

【主治】唇疔，坚硬红肿疼痛，甚而发热恶寒。

◎ 072

【处方】蝇虎 2 只，鸡溏粪少许。

【用法】蝇虎捣烂，加鸡溏粪调匀敷患处。

【主治】唇疔，坚硬红肿疼痛，甚而发热恶疼。

◎ 073

【处方】鲜马齿苋适量，黄糖少许。

【用法】共捣烂敷患处，每日换药 3 ～ 4 次。

【主治】上唇疔，初起时如粟米大，痛甚，上唇肿硬，或发热恶寒。

◎ 074

【处方】蚂蝗草 15 克，黄糖少许。

【用法】共捣烂敷患处。

【主治】马口疔。

◎ 075

【处方】苦瓜（无苦瓜可用苦瓜子）、生鸡血各适量。

【用法】共捣烂调匀敷患处。

【主治】马口疔。

◎ 076

【处方】蜘蛛 1 只。

【用法】去头剖开，敷疔上。

【主治】马口疔。

◎ 077

【处方】麝香、珍珠、胆矾、京墨、血竭、蝉蜕各适量。

【用法】共研末，用开水调匀搽患处。

【主治】马口疔。

◎ 078

【处方】薤头、砂糖、豆豉、马齿苋各适量。

【用法】共捣烂敷患处。

【主治】马环疮。

◎ 079

【处方】生薤头、砂糖各适量。

【用法】共捣烂敷患处。

【主治】马环疮。

◎ 080

【处方】螃蟹 3 只，石灰 15 克。

【用法】共捣烂敷患处，每日换药 1 次。

【主治】虎口疮。

◎ 081

【处方】蜘蛛 35 只。

【用法】与盐共捣烂搽患处。

【主治】马口疔。

◎ 082

【处方】马齿苋适量，马屎 1 粒。

【用法】共捣烂敷患处。

【主治】马环疮。

◎ 083

【处方】生半夏适量。

【用法】磨醋搽患处。

【主治】马口疔。

◎ 084

【处方】王瓜根、沙姜各适量。

【用法】浸醋搽患处。

【主治】马口疔。

◎ 085

【处方】樟树上蚕巢 3 个，生绿豆、生半夏各 3 克，野菊花叶数张。

【用法】共捣烂，患处已溃者加米浆调敷，未溃者加醋调敷。

【主治】马口疔。

◎ 086

【处方】蟾蜍 1 只（眼红、肚无八字纹者勿用）。

【用法】剖腹，取肝胆共捣烂敷患处。

【主治】马口疔。

◎ 087

【处方】草麻子 30 克，雄黄 1.5 克。

【用法】共研末，加茶油调匀敷患处，每日换药 1 次。

【主治】对口大毒疮。

◎ 088

【处方】鼻涕虫、盐各适量。

【用法】共捣烂敷患处。

【主治】对口疮。

◎ 089

【处方】南瓜花适量。

【用法】焙干研末，用茶油调匀搽患处。

【主治】对口疮。

◎ 090

【处方】荔枝肉、蜘蛛、白芥各适量。

【用法】加黄糖共捣烂敷患处。

【主治】对口疮。

◎ 091

【处方】芸苔子、金银花、紫苏叶、土鳖虫、豆豉、血余炭各适量。

【用法】共捣烂敷患处，红肿甚者可加马鞭草、大黄。

【主治】对口疮。

◎ 092

【处方】生大黄、朴硝各 9 克，黄连 6 克。

【用法】共研末，调醋涂搽患处。

【主治】对口疮。

◎ 093

【处方】茄子蒂 14 个，赤首乌 60 克。

【用法】水煎服。

【主治】对口疮。

◎ 094

【处方】天胡荽适量，食盐少许。

【用法】共捣烂敷患处。

【主治】对口疮。

◎ 095

【处方】生菊花叶适量。

【用法】捣烂敷患处。

【主治】对口疮。

◎ 096

【处方】生荸荠、生盐各适量。

【用法】共捣烂敷患处。

【主治】对口疮。

◎ 097

【处方】花椒叶适量。

【用法】与隔夜粥适量共捣烂敷患处。

【主治】对口疮。

◎ 098

【处方】塘角鱼1条，生酒糟适量。

【用法】共捣烂敷患处。

【主治】对口疮，烂脚丫。

◎ 099

【处方】黄鳝鱼头数个，酒糟适量。

【用法】共捣烂敷患处。

【主治】对口疮。

◎ 100

【处方】生鲫鱼1条，生螃蟹1只，生盐少许。

【用法】共捣烂敷患处。

【主治】对口疮。

◎ 101

【处方】鸡溏粪、红糖各适量。

【用法】调匀涂患处。

【主治】对口疮。

◎ 102

【处方】水芋头、生姜黄、栀子各适量。

【用法】加酒糟适量共捣烂敷患处，每日换药 1 次。

【主治】小儿对口疮。

◎ 103

【处方】白菊花叶适量，雄黄 3 克，蚯蚓 2 条。

【用法】共捣烂，从疔头敷至红丝尽处，以绢布包扎。

【主治】红丝疔。

◎ 104

【处方】田螺数个，糯米 30 克，黄糖适量。

【用法】共捣烂，自上而下搽患处。

【主治】红丝疔。

◎ 105

【处方】①紫花地丁 60 克，白菊花 30 克；②苦荬菜、半边莲各适量。

【用法】方①水煎服，方②捣烂敷患处。

【主治】血疔。

◎ 106

【处方】车前草、犁头草各适量。

【用法】共捣烂敷患处。

【主治】血疔。

◎ 107

【处方】灯笼草、夜香牛各适量。

【用法】酒煎服，药渣敷患处。

【主治】火疔、牛疔（多生于四肢及头部，黑头中心可见一个如米粒大白点，红肿范围大，痛甚，发冷发热）。

◎ 108

【处方】王瓜适量。

【用法】捣烂，加雄黄末、酒少许调匀敷患处（留疔口）。重症见寒热往来者，则以本方冲酒服。

【主治】牛疔。

◎ 109

【处方】马齿苋、蕹菜根、生蒜头各适量。

【用法】共捣烂敷患处。

【主治】牛疔。

◎ 110

【处方】生葱 60 克，蜜糖 30 克，冷粥 120 克。

【用法】生葱捶烂、去汁取渣，和余药调匀敷患处，每日换药 1 次，连敷 2 日。忌食辛燥热毒之品。

【主治】牛疔。

◎ 111

【处方】鲜一支箭适量。

【用法】捣烂，调酒敷患处，每日换药 2 次。忌食鲤鱼、鸡蛋。

【主治】牛疔。

◎ 112

【处方】牛柑果树叶、山芝麻根、犁头草、独脚乌桕各适量。

【用法】共捣烂敷患处，每日换药 1 次。忌食蛋、项鸡、鲤鱼、鹅、虾等。

【主治】牛疔。

◎ 113

【处方】老鼠耳草、龙眼草根、称星木叶各适量。

【用法】共捣烂敷患处。

【主治】牛疔。

◎ 114

【处方】蚂蟥数条，生盐少许。

【用法】共捣烂敷患处。

【主治】牛疔。

◎ 115

【处方】生针菜根 60 克，四季葱头 20 条，蜂蜜 60 毫升。

【用法】共捣烂调匀敷患处。

【主治】牛疔。

◎ 116

【处方】白泡草适量，生盐少许。

【用法】共捣烂敷患处。

【主治】牛疔。

◎ 117

【处方】牛奶根、老须根、三角泡各适量。

【用法】共捣烂敷患处，另用棉花树根浸酒服。

【主治】牛疔。

◎ 118

【处方】一柱香适量。

【用法】酒煎服，亦可捣烂敷患处。

【主治】牛疔。

◎ 119

【处方】蒲公英、野菊花各适量。

【用法】共捣烂敷患处。

【主治】牛疔。

◎ 120

【处方】鲜九里明叶适量。

【用法】捣烂，用莲藕叶包煨，榨汁搽患处。

【主治】花疔。

◎ 121

【处方】无患子（烧存性）适量，冰片 0.1 克。

【用法】共研细末，吹入喉内，每日 1 剂；亦可用无患子煎水含漱，便吐出痰涎。

【主治】劈脑疔。

◎ 122

【处方】生烟叶梗、生木薯、神仙掌各适量。

【用法】共捣烂，调酒敷患处。

【主治】锁喉疔，天突穴处生疮，如槟榔大，不红而硬，疼痛颇剧，恶寒高热，饮食不下。

◎ 123

【处方】珍珠 2 克，血竭花 15 克，生大黄 15 克，熟大黄 9 克，鲜车前草、炒车前子各 20 克，琥珀 5 克，川麝香 1 克。

【用法】共研末，调米糊为丸，朱砂为衣，酌服。

【主治】千层疔。

◎ 124

【处方】肥猪苗、过地龙各适量。

【用法】共捣烂，调醋敷患处。

【主治】疔疮走黄。

◎ 125

【处方】芭蕉根适量。

【用法】洗净，捣烂取汁服。

【主治】疔疮走黄。

◎ 126

【处方】沙姜适量。

【用法】捣烂，从青筋上方往下搽。

【主治】青筋疔（生于足部，有一线状物如青筋，从患处沿大腿一直往上延伸，至心口则病势垂危）。

三、呗脓（痈）

痈分内痈和外痈，本节所言为外痈。外痈初起先软无头，红肿疼痛，亦有少数初起皮色不变。临床特点是疮面浅而大，易肿、易脓、易溃、易敛，一般不损伤筋骨。

◎ 001

【处方】火柴树根适量。

【用法】捣烂绞汁，以纸浸湿敷患处。

【主治】颈上生疮。

◎ 002

【处方】生半夏、两面针、金线风、七叶一枝花各 10 克。

【用法】共捣烂，泡米醋搽患处，每日 5 ～ 6 次。

【主治】头颈部恶疮。

◎ 003

【处方】葱头 250 克。

【用法】局部发热者加生盐适量，不发热者加酒适量捣敷患处。

【主治】腹部或脚部生大疖疮。

◎ 004

【处方】三十六荡 60 克，茅瓜 60 克，75% 酒精 250 毫升。

【用法】前二味放入 75% 酒精中浸泡 10 日备用，用时取药液搽患处，每日 2 ～ 3 次。

【主治】各种痈疮、淋巴结炎。

◎ 005

【处方】土人参叶 20 克，藤三七叶 15 克。

【用法】共捣烂敷患处，每日换药 1 次。

【主治】各种痈疮。

◎ 006

【处方】红乌桕叶适量。

【用法】捣烂敷患处。

【主治】痈毒肿痛。

◎ 007

【处方】凉粉藤、辣蓼叶各适量。

【用法】先以凉粉藤水煎洗患处，再将辣蓼叶捣烂外敷。

【主治】痈毒肿痛。

◎ 008

【处方】①瓜子莲、抱石莲、曼陀罗、木鳖子藤各适量；②仙方活命饮。

【用法】方①捣烂敷患处，每日换药 1 次；方②水煎服，每日 1 剂。

【主治】大毒痈疮。

◎ 009

【处方】小叶榕叶、鹰不扑叶、风藤叶、了哥王叶、鲜白花柴叶各等量。

【用法】共捣烂敷患处，每日换药 1 次。

【主治】痈疮肿毒。

◎ 010

【处方】黄麻叶、红东风菜、毛果算盘子、紫云英、红竹壳菜、木鳖叶、蓝靛叶、蕹菜头、韭菜头、仙人掌各适量。

【用法】共捣烂敷患处。

【主治】脚夹生疮（鲁奇疮）。

◎ 011

【处方】川连、雄黄精各 12 克，三仙丹 6 克，大梅片 3 克，黄糖 30 克，塘角鱼 45 克。

【用法】共捣烂，以醋调成膏状敷患处。

【主治】热痈疮。

◎ 012

【处方】茄子叶适量。

【用法】加酒共捣烂，煨热敷患处。

【主治】腋窝鹅伏疮。

◎ 013

【处方】簕竹笋、石灰各适量。

【用法】共捣烂敷患处。

【主治】烂肉疮。

◎ 014

【处方】百日红叶、红苋菜叶、香蕉树叶各适量。

【用法】水煎洗患处，每日 1 次。

【主治】过天红（肿毒）。

四、发

发是病变范围较痈大的急性化脓性疾病。临床特征是初起无头，红肿蔓延成片，中央明显，四周较淡，边界不清，灼热疼痛，有的 3～5 日后中央色褐腐溃，周围湿烂，或中软而不溃，全身症状明显。

◎ 001

【处方】鲜雾水葛适量。

【用法】捣烂敷疮口周围（不封疮口），每日换药 1 次。

【主治】痈疮溃烂，久不收口。

◎ 002

【处方】泽兰叶 30 克，白芷 9 克，黄明胶（蛤粉炒）9 克。

【用法】以水酒各半煎服。病位在上部者加白芷适量，在下部者加牛膝适量。

【主治】发背、毒疮。

◎ 003

【处方】蜈蚣 4 条，雄黄 6 克。

【用法】共研末，以香油调匀涂患处。

【主治】痈疮溃烂久不收口，常流脓水。

◎ 004

【处方】海桐皮叶适量。

【用法】晒干研末，调茶油涂患处。

【主治】背花疮。

◎ 005

【处方】向日葵叶、牛耳枫叶、芙蓉花各适量。

【用法】共捣烂敷患处。

【主治】背花疮。

◎ 006

【处方】一点红、水田七、白麻根、白芙蓉叶、鬼针草各 15 克，糯米 30 克。

【用法】共捣烂敷患处周围，每日换药 1 次。

【主治】各种痈疮。

◎ 007

【处方】木鳖子（去皮）适量。

【用法】以醋磨汁外搽患处，每日数次。

【主治】各种痈疮。

◎ 008

【处方】藤三七叶适量，雪上一枝蒿 10 ～ 15 克。

【用法】共捣烂敷患处，每日换药 1 次。

【主治】各种痈疮肿毒。

◎ 009

【处方】生骨碎补（去毛）适量。

【用法】捣烂敷患处。

【主治】痈毒。

◎ 010

【处方】路边黄菊、土黄连藤、金银花各等份。

【用法】水煎取液，文火熬成膏状，用药膏敷患处，留出疮口，每日换药 1 次。

【主治】各种痈疮肿毒。

◎ 011

【处方】黄葵根、酒糟各适量。

【用法】共捣烂敷患处。

【主治】各种痈疮肿毒。

◎ 012

【处方】三角泡根、独脚乌桕、生何首乌各适量。

【用法】共捣烂敷患处。

【主治】各种痈疮肿毒。

◎ 013

【处方】生天南星、天鹅抱蛋、屈头鸡、生香附、狼毒各等份。

【用法】共捣烂，以生菜叶包裹，煨热敷患处。

【主治】各种痈疮肿毒。

◎ 014

【处方】山红薯、黄葵根、鲜天鹅抱蛋各 60 克。

【用法】共捣烂敷患处。

【主治】各种痈疮肿毒。

◎ 015

【处方】独脚乌桕、三角泡、苎麻根、颠茄子各适量。

【用法】共捣烂敷患处。

【主治】各种痈疮肿毒。

◎ 016

【处方】向日葵叶、黄葵叶适量。

【用法】共捣烂敷患处。

【主治】背花疮。

◎ 017

【处方】花椒叶、牛耳枫叶、野芋头、三叉虎、黄葵、苦荬菜、樟脑、生酒糟各适量。

【用法】共捣烂敷患处。

【主治】背花疮。

◎ 018

【处方】吊干麻叶、酒糟各适量。

【用法】共捣烂敷患处。

【主治】背花疮。

◎ 019

【处方】山乌桕根叶适量，生盐少许。

【用法】共捣烂敷患处。

【主治】背花疮。

◎ 020

【处方】大蜡树叶 150 张，冰片 3 克，白蜡 1.5 克。

【用法】加醋 500 毫升同煎，浸洗患处后，再用大蜡树叶贴患处。

【主治】背花疮。

◎ 021

【处方】生烟叶 60 克，猪蹄甲 1 个。

【用法】先用生烟叶水煎洗患处，再将猪蹄甲烧灰研细，调麻油搽患处。

【主治】背花疮。

◎ 022

【处方】虫牙药、雾水葛、黄葵根皮各适量。

【用法】共捣烂敷患处，每日换药 1 次。

【主治】背花疮。

◎ 023

【处方】鸭舌草适量。

【用法】加盐和醋共捣烂，煨热服。

【主治】背花疮。

◎ 024

【处方】瓜子金叶、花各适量。

【用法】共捣烂敷患处。已化脓者，则水煎洗患处。

【主治】蜂窝组织炎。

◎ 025

【处方】①野红兰、秤砣树各 150 克；②大浪伞、松筋藤叶 30 克。

【用法】先用方①水煎洗患处，再用方②捣烂敷患处，每日 2 ～ 3 次。

【主治】背部生痈。

◎ 026

【处方】鹅不食草叶、鲜黄花草各 60 克。

【用法】共捣烂敷患处，每日换药 1 次。破溃者敞露疮口。

【主治】背部生痈。

◎ 027

【处方】凤凰衣（孵出鸡仔的蛋壳衣）、陈茶叶、梅片各适量。

【用法】先用陈茶叶煮盐水洗患处，再将凤凰衣烤黄，加少许梅片共研粉敷患处。

【主治】背花疮。

◎ 028

【处方】金银花鲜叶适量（有毛者最佳）。

【用法】捣烂，加酸水炒热敷患处。

【主治】蜂窝组织炎。

◎ 029

【处方】天花粉、木鳖子仁各适量。

【用法】加酒饼或酒精共捣烂敷患处。

【主治】大瓜疮。

◎ 030

【处方】三角泡、天花粉、石蟾蜍、蓖麻子、生天南星、山慈菇、酒糟各适量。

【用法】共捣烂敷患处。

【主治】大瓜疮。

◎ 031

【处方】①白芷、黄丹各 15 克，乳香、没药、血竭、儿茶、红花、桃仁各 9 克；②血余炭、川蜡各 15 克，三黄散 60 克，樟脑 3 克。

【用法】两方分别研末，方①加茶油 500 毫升煎煮，再加入方②煎成膏，取适量敷患处。

【主治】烂疮。

◎ 032

【处方】蓖麻仁、乳香、没药各 3 克，木鳖子仁 5 粒，桃仁 5 克，巴豆肉 3 颗，鲜松香 30 克。

【用法】共捣成膏状敷患处。

【主治】疮疡溃烂。

◎ 033

【处方】白腊 6 克，珍珠 2 克，琥珀 5 克，梅片 1 克，朱砂 1.5 克，贡丹、田七、轻粉、白茯苓、川连、黄柏、龙骨各 3 克。

【用法】共研末，用猪胆汁和茶油调匀搽患处。

【主治】疮疡肿毒溃烂久不收口。

◎ 034

【处方】当归身 90 克，白芷 15 克，紫草 6 克，甘草 36 克，血竭粉 12 克，白蜡 60 克，轻粉 12 克，麻油或花生油 500 毫升。

【用法】前四味以油炸枯去渣，把油熬至滴水成珠状，再加入血竭粉、白蜡拌匀，待微冷后加入轻粉制成膏，置水中浸泡两日即可，每次取适量搽患处。

【主治】疮、疽等溃破，久不收口。

五、呗脓巧（有头疽）、呗连（无头疽）

疽分呗脓巧（有头疽）和呗连（无头疽）两种，有头疽是发生在皮肤肌肉之间的阳性疮疡，初起局部出现单个或多个粟米样白色脓头，根囊高肿，色红发热，其则疼痛剧烈。无头疽是发生在筋骨之间或肌肉深部的阴性疮疡，初起没有脓头，漫肿色白。多数不红不热，酸多痛少；少数微红微热，疼痛彻骨。未成脓时难以消散，已成脓后难以溃破，溃破后又难以收口，往往损伤筋骨或形成瘘管。

◎ 001

【处方】山花椒叶、黄糖各适量。

【用法】共捣烂敷患处。

【主治】阴疽。

◎ 002

【处方】皂角1个，麝香0.6克，头垢（从头上梳下之腻垢）适量。

【用法】共捣烂，以冷开水调匀，敷患处。

【主治】阴疽、对口疮。

◎ 003

【处方】猫豆叶、生木茹各适量。

【用法】共捣烂，加酒少许炒热，敷患处。

【主治】阴疮（硬而不红）。

◎ 004

【处方】凤仙花叶、黄糖适量。

【用法】共捣烂敷患处。

【主治】瘰疽。

◎ 005

【处方】益母草适量，生盐少许。

【用法】共捣烂，煨热敷患处。

【主治】骨疽。

◎ 006

【处方】柿子2个。

【用法】捣烂，煨热敷患处。

【主治】骨疽。

◎ 007

【处方】仙人掌120克。

【用法】捣烂，调入生盐、酒，煨热敷患处。

【主治】骨疽。

◎ 008

【处方】蓖麻子、了哥王全草、七星剑、鸡内金各适量。

【用法】共捣烂敷患处。

【主治】深部脓肿。

◎ 009

【处方】石蟾蜍、尖尾凤、入地禽罗各30克，半边莲15克，六耳苓叶12克，鲜金银花叶12克，独脚乌桕24克。

【用法】共捣烂（阴疮加酒糟30克）敷患处。

【主治】恶毒大疮，无名肿毒。

◎ 010

【处方】曼陀罗叶、金不换、红薯苗各15克。

【用法】共捣烂敷患处，每日换药1次。

【主治】深部脓肿。

◎ 011

【处方】鹰不扑根、小罗伞根、酒糟各适量。

【用法】前两味共捣烂与酒糟拌匀，用梧桐叶包好放入火中煨热敷患处，每日换药2次。

【主治】深部脓疡。

◎ 012

【处方】瓜子菜、薄荷叶、地苘蒿适量。

【用法】共捣烂敷患处，每日换药1次，溃者每日换药2次。忌食豆类、蛋、燥热食物。

【主治】股疮。

◎ 013

【处方】绿花崖豆藤、血藤叶、白背三七叶各适量。

【用法】共捣烂敷患处。

【主治】膝头痈（猫头痈）。

◎ 014

【处方】浮炭、冷饭团各适量。

【用法】共捣烂，拌蜂蜜调成膏敷患处。

【主治】人面疮（多生于两膝或两肘，肿态类人形，眉目口鼻皆俱）。

◎ 015

【处方】香白芷、七叶一枝花、八角莲各适量。

【用法】上药任选一味捣烂，调酒外敷患处，每日换药1次。

【主治】恶疮。

◎ 016

【处方】天花粉、水芙蓉根、猕猴桃根各适量。

【用法】共捣烂敷患处，每日换药 1 次。

【主治】恶疮。

六、丹毒（流火）

丹毒，又名火丹、天火，因患部皮肤红如涂丹，热如火灼而得名，故民间又称本病为血蛇。初起患部皮肤鲜红一片，边缘清楚，灼热，痒痛间作，迅速扩大，发热恶寒，头痛，口渴，甚则可见壮热烦躁，神昏谵语，恶心呕吐等毒邪内攻之证。

◎ 001

【处方】鲜马齿苋适量。

【用法】捣烂，以淘米水浸泡，取汁搽患处，每日数次。

【主治】各种丹毒。

◎ 002

【处方】①过塘蛇、仰天钟、大叶榕树皮、吊丝榕树根、鬼画符、红羊米青、路边青各适量；②当归尾、赤芍、连翘各 4.5 克，生地黄 12 克，金银花、牛蒡子各 6 克，生红花 3 克。

【用法】先将患处按形状分出蛇头、蛇腹、蛇腰、蛇尾四部，每部各灸 1 壮；方①水煎洗患处，方②水煎服。

【主治】身出血蛇。

◎ 003

【处方】黄柏、大黄、黄连各 4.5 克。

【用法】共研末，调茶油涂患处。

【主治】身出血蛇。

◎ 004

【处方】雄黄、枯矾、五倍子各 3 克，梅片 0.9 克。

【用法】共研末，调茶油涂患处。

【主治】身出血蛇。

七、慢性皮肤溃烂、能嘎累（臁疮）

皮肤溃疡是指各种原因引起的皮肤全层、皮下组织的局限性缺损，即皮肤破损而形成的各种创面。一般来说，创面 2 周以上未愈者，称为慢性皮肤溃疡；1 个月以上未愈者，称为慢性难愈性皮肤溃疡。臁疮（能嘎累）是发生在小腿下段的慢性皮肤溃疡，因为往往日久不愈，或是愈合后短期内又复发，俗称"老烂脚"。

◎ 001

【处方】油茶叶适量。

【用法】水煎洗患处。

【主治】皮肤溃烂瘙痒，经久不愈。

◎ 002

【处方】穿破石叶适量。

【用法】水煎洗患处。

【主治】远年臁疮、连珠疮。

◎ 003

【处方】清香木枝叶适量。

【用法】水煎湿敷患处。

【主治】褥疮。

◎ 004

【处方】红背山麻秆叶适量。

【用法】捣烂敷患处。

【主治】褥疮，疮疡久不收口。

◎ 005

【处方】金银花、火炭母各适量。

【用法】先将金银花水煎洗患处，再将火炭母捣烂敷患处。

【主治】烂脚疮。

◎ 006

【处方】鸡蛋黄油、梅片各适量。

【用法】调匀搽患处。

【主治】烂脚疮。

◎ 007

【处方】薜荔花、凤凰衣各适量。

【用法】共研末，以麻油调匀敷患处。

【主治】烂脚疮。

◎ 008

【处方】蚂蚁窝 1 个。

【用法】焙干研末，调香油搽患处。

【主治】多口疮。

◎ 009

【处方】生天南星、骨碎补、黄姜水、萝卜、独蒜各等份。

【用法】共捣烂，置火上加温敷患处。

【主治】臁疮。

◎ 010

【处方】黄鳝、藤黄连各适量。

【用法】先用藤黄连水煎洗患处，再将黄鳝捣烂敷患处。

【主治】鳝窦疮（小腿疮有小眼者）。

八、呗奴（瘰疬）

瘰疬又名鼠瘘、老鼠疮、病子颈等，多生于颈项、腋、胯之间，初起结核如指头大，一个或数个不等，皮色不变，按之坚实，推之不动，不热不痛，继则结核增大，皮核粘连，甚则结核融合成块，渐感疼痛。如皮色渐变暗红，触之微热，按之变软而又略有波动感者，则已成脓。脓溃后有清稀脓水和类似败絮样物流出，疮口四周色紫暗。往往此愈彼溃，久不收口而形成瘘。

◎ 001

【处方】信石粉适量，猫耳朵（烧灰）1 个，野独蒜适量。

【用法】共捣烂敷患处，每日换药 1 次。本方中信石粉有剧毒及腐蚀作用，忌内服及入眼、鼻等。疮头拔出后应停用，改敷解毒生肌之品。

【主治】瘰疬。

◎ 002

【处方】旧棺材板适量，盐酒糟各少许。

【用法】旧棺材板切片晒干研粉，调盐、酒糟，敷患处。

【主治】板栗疮。

◎ 003

【处方】梅片、胡椒各 0.3 克，麝香 0.6 克，乳香、没药各 9 克，雄黄、朱砂各 1.5 克。

【用法】共研末与生地黄糊拌匀，调酒搽患处，每日换药 1 次。

【主治】瘰疬肿痛。

◎ 004

【处方】半夏、防风、乳香、天麻、陈皮、没药、川芎、天花粉、金银花、党参、当归尾、白术、白芷、川贝母、甘草、皂角刺各 6 克，赤芍 120 克。

【用法】共研末，炼米糊为小丸，每次 6 克，米酒送服。

【主治】瘰疬。

◎ 005

【处方】炒荆芥、炒僵蚕、黑牵牛子各 6 克，毛虫 20 个（焙干）。

【用法】共研末，每次 6 克，米酒送服。

【主治】瘰疬。

◎ 006

【处方】凤仙花数片。

【用法】捣烂取汁熬成膏状，取适量摊于干布上敷患处，至瘰疬散为止。

【主治】瘰疬。

◎ 007

【处方】桐油木根皮 30 克，半肥瘦猪肉 90 克。

【用法】水煎，分 2 次服，每周 2 剂。

【主治】瘰疬。

◎ 008

【处方】披麻根 60 克，青皮鸭蛋 3 个，广胶 30 克（烊化）。

【用法】披麻根和蛋同煎，1 小时后取出蛋去壳，另将广胶烊化，与蛋同服。

【主治】瘰疬。

◎ 009

【处方】大黄 180 克，炒旧石灰 15 克，乳香 120 克（炒去油），没药 12 克（炒去油），黄蜡 60 克，茶油 500 毫升。

【用法】先将大黄用茶油煎至干粘，去渣，以文火熬至滴水成珠状，再将余药研末，加入拌匀成膏状，每次取适量摊于油纸上敷患处，隔日换药 1 次。

【主治】瘰疬未溃。

◎ 010

【处方】茶油 500 毫升，宫粉 720 克，黄蜡 60 克，乳香、没药各 12 克，儿茶 120 克，胡椒 18 克。

【用法】先将茶油、宫粉熬至滴水成珠状，再将余药研末，加入拌匀成膏状。先用葱头、花椒、槐花水煎洗患处，再取适量药膏摊于油纸上敷患处，隔日换药 1 次。

【主治】瘰疬多年不愈。

◎ 011

【处方】①乳香、没药、木香、沉香、阿魏、煅螺壳各 3 克；②生川乌、生草乌、生天南星、生半夏、木鳖子仁、大黄各适量。

【用法】方①共研末，方②水煎取浓汁调方①药末涂患处。

【主治】瘰疬。

◎ 012

【处方】夏枯草、海藻、海带、天花粉、白蔹、连翘、牛子、桔梗、煨大黄、薄荷、甘草、硝石、当归身各 9 克，枳壳、生盐、玄参各 6 克，生地黄 15 克，川贝母 12 克。

【用法】共研末，加米糊、酒适量拌匀为丸，每日临睡前服 15 克，淡盐水送服。

【主治】瘰疬、疬疬。

◎ 013

【处方】琥珀、黄芩、茯苓、乌药、车前子、瞿麦、茵陈、石韦、紫草、白茅根各 6 克。

【用法】共研末，每次 6 克，灯心汤送服。

【主治】瘰疬。

◎ 014

【处方】陈皮、半夏、茯苓、防风、白芷、贝母、天麻、夏枯草、连翘、桔梗、黄芩、枳实、前胡、山慈菇各 3 克。

【用法】水煎服，每日 1 剂。

【主治】各种瘰疬、疮疬初起。

◎ 015

【处方】僵蚕、晚糙米各 240 克。

【用法】将僵蚕洗净炒至赤色，晚糙米炒香共研细末，炼米糊为丸，每丸重 3 克，成人每次服 2 丸，儿童每次服 1 丸，婴儿每次服半丸，夏枯草汤送服。

【主治】瘰疬、疮疬等症。

◎ 016

【处方】连翘、桑白皮、防风、牡丹皮、桂心、独活、秦艽、黄柏、白头翁各 15 克，海藻 6 克。

【用法】共研末，炼米糊为小丸，每次 6 克，灯心汤送服。

【主治】瘰疬。

◎ 017

【处方】川贝母（蒸去心）、玄参（蒸）、牡蛎（醋淬）各 120 克。

【用法】共研末，炼蜜为小丸，每次 9 克，开水送服。

【主治】瘰疬。

◎ 018

【处方】白及、川贝母各 15 克，轻粉 6 克，狼毒适量。

【用法】前三味共研末，以茶油调匀搽患处，搽药前先用狼毒水煎洗患处，每日 1 次。

【主治】瘰疬。

◎ 019

【处方】僵蚕、滑石、白牵牛各 3 克，琥珀 6 克，斑蝥 9 克，枳壳、赤芍、柴胡各 15 克，木通 2 克，黄芩 30 克，甘草 3 克。

【用法】共研末，每次 6 克，开水送服。

【主治】瘰疬。

◎ 020

【处方】①木鳖子、米醋各适量；②马齿苋、杉木炭、黄糖各适量。

【用法】方①木鳖子磨米醋涂患处，连用数次；待皮肤发白后，用方②捣烂敷患处，连用数日。

【主治】瘰疬。

◎ 021

【处方】麝香适量，雄黄 6 克，金墨（上好的墨）1 块。

【用法】共研末，用茶油调涂患处。

【主治】瘰疬。

◎ 022

【处方】一扫光数粒，南蛇簕嫩芽 30 克，了哥王叶 15 克，黄糖适量。

【用法】共捣烂敷患处。

【主治】瘰疬。

◎ 023

【处方】斑蝥 2 ～ 3 个，鸡蛋 1 个。

【用法】花罗虫去头、足、翅，放入鸡蛋中煮熟，去虫食蛋，每日 1 次，连服数日。

【主治】瘰疬。

◎ 024

【处方】老鼠瓜根适量。

【用法】煲猪骨头，连服数次。

【主治】瘰疬。

◎ 025

【处方】鲜钻地风、鲜金线吊芙蓉、草鞋根、鲜假烟叶各等份，酒糟适量。

【用法】共捣烂，取一半煨熟，与另一半混匀敷患处。忌生冷及燥热之品。

【主治】瘰疬。

◎ 026

【处方】①生天南星 2500 克，生半夏 2500 克，屈头鸡 5000 克，两面针 1000 克，饭团根 5000 克；②夏枯草适量。

【用法】方①共捣烂，煎水去渣，再浓煎成膏。先用方②水煎洗患处，再取适量药膏涂于纱布敷患处，每日换药 1 次。孕妇忌用，忌食鲤鱼、公鸡、鹅、虾等燥热之品。

【主治】瘰疬。

◎ 027

【处方】新出窑石灰适量。

【用法】置盆内用水化开，取上面一层细粉候干备用，用时加桐油调匀搽患处，每日 1 次。

【主治】瘰疬。

◎ 028

【处方】①茅瓜、酒糟各适量；②蜗牛 6 只，老铜钱 3 枚。

【用法】方①捣烂，炒热敷患处 5 分钟后去掉，再用方②捣烂敷患处。

【主治】瘰疬初起。

◎ 029

【处方】岗稔 60 克。

【用法】加猪肝适量蒸服，另取叶适量与酒捣烂敷患处。

【主治】瘰疬。

◎ 030

【处方】鹰不扑根适量。

【用法】捣烂，与酒糟调匀，敷患处。

【主治】瘰疬。

◎ 031

【处方】松叶、秤星树叶、野黄皮叶各适量。

【用法】共捣烂敷患处。

【主治】瘰疬。

◎ 032

【处方】漆树叶、石蜈蚣各适量。

【用法】共捣烂,调酒敷患处。

【主治】瘰疬。

◎ 033

【处方】①生川乌、生草乌、生天南星、生半夏、细辛、木鳖子各9克,大黄30克;②乳香7.5克,没药4.5克,木香、沉香、阿魏各3克,煅螺壳15克,麝香0.6克。

【用法】方①浓煎去渣,方②研末,合方①调匀敷患处。

【主治】瘰疬。

◎ 034

【处方】夏枯草90克,玄参、生盐各60克,海藻、天花粉、白蔹、连翘、桔梗、熟大黄、当归、甘草、薄荷各9克,海带90克,川贝母12克,枳壳6克,生地黄15克。

【用法】共研末,调酒与米糊为丸,每次1.5克,睡前用淡盐水送服。

【主治】瘰疬。

◎ 035

【处方】老猫骨(烧灰)、老母猪油各20克。

【用法】调匀敷患处。

【主治】瘰疬。

◎ 036

【处方】①川乌、草乌、天南星、马钱子、木鳖子各30克,鲫鱼500克,蟾酥10只,红蓖麻子60克,黄丹360克,乳香、没药各15克,冰片3克,麝香1克。②天花粉30克,贝母9克,牛蒡子120克,陈皮(去白)30克。

【用法】方①用芝麻油1000毫升浸泡,春冬季浸1日,夏秋季浸5日,然后将药煎焦去渣,加入黄丹熬至滴水成珠状,再加乳香、没药末、冰片、麝香拌匀成膏状。每次取适量药膏摊于纸上敷患处。方②研末,炼米糊为丸,每次9克,饭后开水送服。

【主治】马刀疬。

◎ 037

【处方】大田螺肉5只,雄黄1克,硇砂、煅白信石各3克,梅片、朱砂各1.5克。

【用法】大田螺肉切片串线晒干，共研末，以唾液调涂患处，外覆薄纸，干即润湿，7 日发红。如不红者再涂药，过 14 日其核烂落。然后用浓茶洗净，敷生肌玉红膏收功。忌内服。

【主治】板疬。

◎ 038

【处方】马鞭草适量。

【用法】水煎服。

【主治】火疬。

◎ 039

【处方】黑脚芦箕、屈颈鸡各适量。

【用法】水煎服。

【主治】火疬。

◎ 040

【处方】白术 9 克，白芍、黄芩、川连、香附、地榆、草果、淮山、海藻、夏枯草、玄参、防风、荆芥、乌梅、柴胡各 3 克，豆蔻 6 克，扁豆 4.5 克，陈皮 1.5 克。

【用法】共研细末，炼蜜为丸，每次 6 克，开水送服。

【主治】春季瘰疬（生于右耳下，初起泄泻，乃大肠经与脾经所发，生于清明前后）。

◎ 041

【处方】白术、白芍、巴戟天、杜仲、枸杞各 6 克，防风、荆芥、连翘、香附、苍术、天花粉、厚朴、赤芍、海藻、泽泻、木通、莪术各 3 克。

【用法】共研末，炼蜜为丸，每次 6 克，淡盐汤送服。

【主治】春季樱桃疬（起于右颈，状如桃子，腰背见痛，乃肾经所发，生于谷雨前后）。

◎ 042

【处方】猪苓、木通、车前草、川连、使君子、辛夷、防风、荆芥、川芎、芡实、甘草各 3 克，泽泻 9 克，龙胆草 4.5 克，生地黄、丹砂、灯心草各 1.5 克，滑石 3 克。

【用法】共研末，每次 6 克，柴胡、夏枯草煎汤送服。

【主治】春季缠颈疬（小便赤，乃膀胱经与胆经所发，生于春后）。

◎ 043

【处方】当归、黄芪、海藻、白茯苓、白术、天花粉各 5 克，川芎、羌活、天麻、白豆蔻、山楂、蒲公英、麦芽各 3 克，陈皮 2 克。

【用法】共研末，每次 6 克，白粥送服。

【主治】春季蜂房疬（左右边颈柄，其带长刀，乃脾经和肝经所发，生于雨水前后）。

◎ 044

【处方】远志 9 克，川芎、连翘、羌活、杜仲、木贼、蝉蜕、枸杞、荆芥、黄连、海藻、贝母、泽泻、厚朴、白菊花各 3 克，朱砂、木通、滑石各 2 克，黄芪、防风各 4.5 克，白术、夏枯草各 6 克，白芷 7.5 克。

【用法】共研末，炼蜜为丸，每次 6 克，夏枯草煎汤送服。

【主治】春季顶腮疬（左右腮下，乃小肠经与肺经所发，生于立春前后）。

◎ 045

【处方】黄芩、黄柏、连翘、荆芥、防风、枸杞子、羌活、川芎、海藻、贝母、海带、甘草各 3 克，白术、夏枯草各 6 克，柴胡 4.5 克，甘草 1.5 克。

【用法】共研末，每次 6 克，车前草煎汤送服。

【主治】夏季柏子（初起病肿呈条粒状，乃心包经与胃经所发，生于小暑前后）。

◎ 046

【处方】海藻、海带、川连、防风、荆芥、贝母、金银花、白芷、陈皮、夏枯草各 3 克，白术、黄芪各 6 克，天花粉 4.5 克，甘草 1.5 克。

【用法】共研末，每次 6 克，车前草煎汤送服。

【主治】夏季金钱疬（生于头顶两边，乃三焦经与小肠经所发，生于芒种前后）。

◎ 047

【处方】黄连、枸杞子、厚朴、砂仁、石膏、连翘、海藻、天花粉、龙骨、白芷、白及、蒲公英、防风、荆芥、羚羊角、干葛根、车前、浙贝母各 3 克，夏枯草、生地黄各 6 克，滑石、甘草各 1.5 克。

【用法】共研末，炼蜜为丸，每次 6 克，夏枯草汤送服。

【主治】夏季掷疬（生于右耳后，形如龟壳，颈喉痒，乃心经与胃经所发，生于立夏前后）。

◎ 048

【处方】橘红 6 克，青皮、枳壳、贝母、半夏、天南星、桔梗、木通、猪苓、泽泻、防风、荆芥各 3 克，沉香、甘草各 1.5 克。

【用法】共研末，每次 6 克，开水送服。

【主治】夏季重名疬（生于颈锁子骨，膝下痛，乃胆经与小肠经所发，生于小满前后）。

◎ 049

【处方】大黄、黄芩、黄柏、海藻、海带、枸杞子、贝母、防风、荆芥、甘草各 3 克，夏枯草、白术各 9 克，黄芪、白芍、巴戟天各 6 克，杜仲 4.5 克，丹砂 1.5 克。

【用法】共研末，每次 6 克，开水送服。

【主治】夏季锁喉疬（乃阴光上升，肾经与胃经所发，生于大暑前后）。

◎ 050

【处方】白矾、甘草、黄柏、黄芩、连翘、天花粉、防风、荆芥、白蔹、蒲公英、赤芍、皂角刺各 3 克，黄芪 6 克，当归尾 4.5 克，大黄 1.5 克。

【用法】共研末，每次 6 克，糯米粥送服。

【主治】秋季樱榴疬（如石樱子样，日久溃破，形如莲花，乃膀胱经所发，生于立秋前后）。

◎ 051

【处方】白茯苓、黄芩、白芍、知母、夏枯草、海带、海藻、连翘、防风、荆芥、龙骨、枳壳、木贼、泽泻、蒲公英各 3 克。

【用法】共研末，每次 6 克，柴胡煎汤送服。

【主治】秋季桐子疬（因气血虚弱，乃肝经与肾经所发，生于处暑前后）。

◎ 052

【处方】防风、白术、党参、瓜蒌仁、荆芥、甘草、贝母、武夷茶、白芷、川芎、礞石、桑白皮、连翘、朱砂、枳实、胆南星各 3 克，金银花 4.5 克，陈皮 2 克，白茯苓 6 克，沉香 1.5 克。

【用法】共研末为小丸，每次 6 克，陈皮煎汤送服。

【主治】秋季马刀疬（生于右边耳下，形如马刀，初起时有咳嗽，乃肝肺所发，生于白露前后）。

◎ 053

【处方】防风 4.5 克，荆芥、白芷、款冬花、桑白皮、朱砂、红黄精各 3 克，枯矾 6 克，蜈蚣 1 条。

【用法】共研末，每次 3 克，饭后开水送服。

【主治】秋季番挑疬（生于右腮下，形如长带，初起时喉干渴，口焦，乃大肠经所发，生于秋分前后）。

◎ 054

【处方】黄芪、天麻、羌活、麻黄、桂枝、甘草各 3 克，川芎、夏枯草各 6 克，白芷、元参各 4.5 克，紫苏、陈皮各 2 克。

【用法】共研末，每次 6 克，开水送服。

【主治】秋季索珠疬（生于颈两侧，形如索珠，乃胃与命门所发，生于寒露前后）。

◎ 055

【处方】①黄芩、石膏各 9 克，蜈蚣 1 条；②西瓜皮（烧存性）适量，麝香 0.3 克，冰片 0.6 克。

【用法】方①共研末，每次 6 克，蒲公英煎汤送服；方②共研末，以茶油调匀搽患处。

【主治】秋季风毒疬（生于喉下，初起鼻烂，乃大肠下三焦所发，生于霜降前后）。

◎ 056

【处方】白术、夏枯草、黄芪、海藻各 6 克，淮山 9 克，黄柏、海带、白及、白豆蔻、蒲公英、大黄、连翘各 3 克，甘草 2 克。

【用法】共研末，炼米糊为丸，每次 9 克，开水送服。

【主治】冬季水鱼疬（乃小肠经与脾经所发，生于大寒前后）。

◎ 057

【处方】当归 9 克，熟地黄、巴戟天、夏枯草、菟丝子各 6 克，肉桂、黄连、防风、川贝母、荆芥、玄参、枸杞子、羌活、川芎各 3 克，细辛 1.5 克。

【用法】共研末，炼米糊为丸，每次 6 克，淡盐水送服。

【主治】冬季光板疬（生于耳后或颈左右，形若夹心，即重叠，乃心包经与肾经所发，生于小寒前后）。

◎ 058

【处方】川贝母、枸杞子、桂枝各 6 克，牛黄 0.2 克，杜仲 45 克，甘草 2 克，玄参、菟丝子、枳壳、桔梗各 3 克。

【用法】共研末，炼蜜为小丸，每次 6 克，蒲公英煎汤送服。

【主治】冬季顶突疬（生于喉下天突穴处，如鸡蛋大，若溃烂则死矣，生于冬至前后）。

◎ 059

【处方】黄连、车前、陈皮、蒲公英、大黄、海藻、川贝母、海带、白芷、连翘、海粉、甘草、猪苓、天麻、天花粉、泽泻各 3 克，生地黄 6 克，栀子 4.5 克，白术 6 克。

【用法】共研末，炼米糊为小丸，每次 6 克，开水送服。

【主治】冬季夹腮疬（乃心经与膀胱经所发，生于大雪前后）。

◎ 060

【处方】杜仲、肉苁蓉各 6 克，蝉蜕、白芷、甘草、黄柏、全蝎、天南星、远志、菟丝子、白术、橘红、半夏、贝母、防风、白茯苓、淮山、川芎各 3 克，巴戟天 9 克，枸杞子 4.5 克。

【用法】共研末，炼蜜为小丸，每次 6 克，淡盐汤送服。

【主治】冬季痰疬、瘰疬（生于颈右边 3 ～ 5 粒，形如元眼，初起时惊悸心乱，乃胆经与肾经所发，生于立冬前后）。

◎ 061

【处方】黄精 9 克，大黄 4.5 克，枯矾 3 克，菊花、荆芥、防风各 6 克，生姜 3 片，大枣 3 枚，灯心草适量，白茯苓 6 克。

【用法】水煎服，每日 1 剂。

【主治】鼠疬初起。

◎ 062

【处方】夏枯草、玄参各 30 克，川贝母 9 克。

【用法】水煎代茶饮，可酌加白糖，每日 1 剂。

【主治】痰火瘰疬初起。

◎ 063

【处方】昆布、海带、海藻、海螵蛸、海螺、益母草各 9 克。

【用法】共研末，调米糊为丸，每丸 9 克，每晚睡前含化 1 丸。

【主治】风疬、痰疬。

◎ 064

【处方】独脚乌桕、金锁匙各适量。

【用法】浸酒服，并搽患处。

【主治】锁颈蛇（颈项或头部红肿突起，如蛇围绕颈项或头部）。

◎ 065

【处方】尖尾野芋头的头、颠茄叶、五月艾、葱头、老姜各适量。

【用法】共捣烂敷患处，每日换药 1 次。

【主治】瓜藤疮（一患十多个）。

◎ 066

【处方】当归 4.5 克，黄芪、党参各 6 克，桔梗、防风、枳壳、白芷、川芎、白芍、厚朴、紫苏叶、乌药、槟榔各 3 克，木香、肉桂各 1.5 克，甘草 2 克。

【用法】水煎服，每日 1 剂。

【主治】瘰疬溃烂。

◎ 067

【处方】蜗牛 20 只，青黛、猪油各 30 克，轻粉 1.5 克。

【用法】各药晒干，放入铜锅炒成黄色，再将蜗牛研成细末，与余药共拌猪油搽患处，早晚各 1 次。

【主治】瘰疬已溃。

◎ 068

【处方】鸡蛋 1 个，北细辛 1.5 克，龙骨木汁 3 滴。

【用法】鸡蛋顶端打一小孔倒出蛋清，北细辛焙干研末，与龙骨木汁一并放入蛋内，用湿草纸包 3 ～ 5 层，放入灶内煨至蛋熟，一次服完。

【主治】瘰疬已溃。

◎ 069

【处方】水仙花头 3 ～ 4 个，鸡蛋 1 个（仅取蛋清），白糖 15 克，鱼塘石螺肉 10 个。

【用法】共捣烂敷患处，每日换药 1 次。

【主治】瘰疬溃破。

◎ 070

【处方】新石灰粉、生桐油各适量。

【用法】调匀搽患处，每日 1 次。

【主治】瘰疬溃破流脓水，经久不干。

◎ 071

【处方】连翘、赤茯苓、金银花、天花粉、防风、荆芥、白蔹、黄连、山楂、甘草、蒲公英各 3 克，黄芩 4.5 克。

【用法】共研末，炼蜜为小丸，每次 6 克，夏枯草煎汤送服。

【主治】疬子颈溃烂（乃心经与肺经所发，生于夏至前后）。

◎ 072

【处方】黑猫肉、骨各适量。

【用法】肉烤干研粉，开水送服，每次 10 克，每日 3 次；骨磨水涂患处，每日数次。

【主治】瘰疬。

◎ 073

【处方】信石 2 ～ 3 克，地胆头、南蛇簕嫩苗、老鼠耳、假烟叶各适量。

【用法】共捣烂，调酒糟敷患处。忌内服。

【主治】瘰疬。

◎ 074

【处方】茅瓜、黄葵、量天尺、贝母、连翘、玄参、蒲公英、海藻、土天南星各适量。

【用法】晒干共研末，加适量酒糟调匀敷患处，1～2 日换药 1 次，连敷 1 个月。

【主治】瘰疬。

◎ 075

【处方】①宽筋藤适量；②千年健根（煨熟去皮）、扣子草、鲜白花草各适量。

【用法】方①加水适量，数个放入竹制角筒煎十余分钟备用，用瓦针轻刺肿痛处，以皮破见血为度，取出角筒，甩干水趁热于轻刺处拔罐；方②捣烂敷患处，每日 1 次。

【主治】瘰疬。

◎ 076

【处方】生川乌 1000 克，雪上一枝蒿适量。

【用法】生川乌切碎，用 75% 酒精 500 毫升浸泡 10 日备用；雪上一枝蒿研粉备用，每 100 毫升川乌酒加雪上一枝蒿 5 克调匀涂患处，每日 3～5 次。

【主治】瘰疬、淋巴结炎。

◎ 077

【处方】未开眼的小老鼠 20 只。

【用法】焙干研粉，用米双酒 250 毫升浸泡 10 日，取药酒外搽患处，每日十余次。

【主治】瘰疬。

◎ 078

【处方】沙姜、茅瓜各 60 克。

【用法】用米双酒 250 毫升浸泡 10 日，用时取药酒搽患处，每日 3～5 次。同时用灯心草烧灸肿块中央及四周，每周 1 次。

【主治】瘰疬。

◎ 079

【处方】鲜申姜、鲜马甲子苗、鲜黑心姜、鲜金果榄各 20 克。

【用法】共捣烂敷患处，每日换药 1 次。

【主治】瘰疬。

◎ 080

【处方】未开眼的小老鼠血适量。

【用法】焙干研粉，调茶油适量涂患处，每日 3～5 次。

【主治】瘰疬。

◎ 081

【处方】重楼、八角莲、金果榄各 15 克，冰片 1 克。

【用法】前三味研细末，与冰片和匀，以醋调成糊状涂患处，每日 2 次。

【主治】瘰疬。

◎ 082

【处方】未成熟桄榔种子适量。

【用法】炒微焦研粉，每次取 6～10 克，蒸瘦猪肉，每日 1 次，连服 10～30 日。

【主治】瘰疬。

◎ 083

【处方】鲜了哥王 15 克，鲜粉草薢、鲜土茯苓各 30 克。

【用法】共捣烂敷患处，每日 1 次。

【主治】瘰疬。

◎ 084

【处方】夏枯草、矮地茶、凤凰蛋各 12 克，穿破石 9 克。

【用法】水煎服，每日 1 剂。

【主治】瘰疬。

◎ 085

【处方】黑猫 1 只，75% 酒精适量。

【用法】黑猫连毛烧炭后研末，每次取适量调 75% 酒精敷患处，每日 1 次。

【主治】瘰疬。

◎ 086

【处方】①穿心莲、猪骨头适量；②田螺数只、凤尾草、凤仙花籽各适量。

【用法】方①炖服，每日 1 剂；方②捣烂敷患处，每日换药 1 次。

【主治】瘰疬。

◎ 087

【处方】野猫豆、雄黄各适量。

【用法】以三花酒磨汁涂患处，每日数次。

【主治】瘰疬。

◎ 088

【处方】阳子菜适量。

【用法】捣烂搽患处，每日 2～3 次。

【主治】瘰疬。

◎ 089

【处方】一点红、黄栀子、小叶黄连各 15 克。

【用法】水煎，分 3 次服，每日 1 剂；另用茅蒿菜适量捣烂敷患处。

【主治】瘰疬。

◎ 090

【处方】①夏枯草、重楼、女贞子、猫爪草、玄参、海藻、昆布、牡蛎各 10 克；②家猫头 1 个。

【用法】方①水煎服，每日 1 剂；方②用黄泥包裹，置火中煨成黑炭，去净泥研粉，用凡士林调匀涂患处。

【主治】颈瘰疬。

◎ 091

【处方】剪割疗法。

【用法】翻开患者舌下系带，常规消毒舌下系带颗粒状突出物，并将其剪割掉。

【主治】颈瘰疬。

◎ 092

【处方】①百步蛇 1 条（煨，后下），水田七、木棉花蕾、黄鳝、藤叶（壮语）、无花果树、老虎耳嫩芽（煨后捣烂）、黑硝（后下）适量；②老鼠瓜根 20 克，车前草 10 克。

【用法】方①水煎去渣，浓缩成膏敷患处，敷药前先用针刺破结核，每日换药 1 次。化脓者用百步蛇加了哥王鲜叶捣烂敷疮口周围。方②水煎服。忌食腥、酸、辣之品及豆类。

【主治】瘰疬。

◎ 093

【处方】寮刁竹叶适量。

【用法】捣烂，加酒糟适量拌匀敷患处。

【主治】颈瘰疬。

◎ 094

【处方】曼陀罗叶 2 ～ 3 张，茅瓜根 2 ～ 3 棵，见肿消（薄叶新耳草）1 条，土半夏 150 克，雄黄 0.5 ～ 1 克，冰片 0.5 克。

【用法】共捣烂，加酒糟调匀，置火上烤热敷患处，每日换药 2 ～ 3 次。

【主治】颈瘰疬。

◎ 095

【处方】海金沙全草适量。

【用法】加水煎成膏状敷患处，每日换药 1 次。

【主治】颈瘰疬。

◎ 096

【处方】老鼠藤适量，盐少许。

【用法】共捣烂敷患处，每日换药 1 次。

【主治】瘰疬。

◎ 097

【处方】鲜五皮风 2 株。

【用法】捣烂，一半敷患处，另一半冲开水内服，每日 1 剂。

【主治】颈瘰疬。

◎ 098

【处方】闹羊花根茎叶、了哥王全草、苍耳全草、红麻风草全草、千层塔根茎叶各适量。

【用法】水煎洗患处，每日数次。

【主治】颈瘰疬。

◎ 099

【处方】麝香 3 粒，如米粒大鲜满山香、青黛各适量。

【用法】共捣烂敷患处。

【主治】瘰疬。

◎ 100

【处方】毒鱼藤适量，斑鱼 1 条。

【用法】共炖熟，吃鱼喝汤，每日 1 剂。

【主治】瘰疬。

◎ 101

【处方】仇人不见面、七叶一枝花、八角莲、金果榄、雄黄各适量。

【用法】共研末，调淘米水搽患处，每日数次。

【主治】颈瘰疬。

◎ 102

【处方】①苦参、儿茶、乳香各 18 克，龙胆草、赤芍、白鲜皮、龙骨、黄芩、黄连、黄柏、知母、天花粉各 9 克，血竭 12 克，牛黄 5 克，麝香 4.5 克，黄丹 500 克；

②生地黄、独活、防风、连翘、川芎、白芷、生栀了、破故纸、甘草节、红花、金银花、荆芥、枳壳、细辛、羌活、半夏、当归尾、蜈蚣各 12 克；③水银、锡花、食盐、白矾各 12 克，青矾、白硝各 24 克。

【用法】方①研末；方②用桐油 1000 毫升、芝麻油、花生油各 250 毫升混合浸泡 3 日，然后煎至连翘变成焦黄色，去渣，浓缩药液，加方①药末拌匀成膏；方③研碎，放入瓦罐中用炭火加热熔化，待冷后用一个大于罐口的瓷碗倒盖罐口，用黄泥密封，埋在干燥的松土中，深 7 ～ 10 寸，上面用武火加热 2 小时，冷却后刮取碗中的白色干燥物，即升丹。使用时将药膏平摊于药 4 ～ 5 厘米埋径的牛皮纸上。再取半粒米大的升丹置于药膏中心，将升丹对准病灶贴敷，每 3 日换药 1 次，直至结核整个拔出，拔出后单用膏药外敷至埋口愈合为止。

【主治】瘰疬。

◎ 103

【处方】半边旗、野芋头各适量。

【用法】共捣烂，煨热敷患处，敷药前先以缝衣针烧红蘸麝香末刺患处 3 ～ 5 针。

【主治】颈瘰疬。

◎ 104

【处方】两面针、半边莲、八角莲、血见愁、大田基黄、小田基黄各适量，冰片少许。

【用法】共研末，以米醋少许调匀敷患处，每日 1 次。

【主治】颈瘰疬。

◎ 105

【处方】柴胡 12 克，白芍、七叶一枝花各 10 克，猫爪草 15 克，麝香 0.5 克，牛黄 0.1 克。

【用法】水煎取汁，与麝香、牛黄冲服，每日 1 剂。

【主治】瘰疬。

◎ 106

【处方】狗屎树根软皮适量。

【用法】捣烂，加酒糟适量煨热敷患处。

【主治】鼠蹊、瘰疬红肿。

◎ 107

【处方】七叶一枝花、龙胆草各适量。

【用法】红肿者以冷水磨汁涂患处，初起者以醋磨汁涂患处。

【主治】痄腮、瘰疬等。

◎ 108

【处方】老石灰适量

【用法】研末，调桐油涂患处。

【主治】骨疽、瘰疬、疮疡漏管。

◎ 109

【处方】木鳖子、热灶灰各适量。

【用法】木鳖子去壳捣烂，热灶灰加水拌搅，待澄清后取其上清液与木鳖子调匀敷患处，每日换药 1 次。

【主治】淋巴结炎。

◎ 110

【处方】大蓟根、禾秆灰、生盐、酒糟各适量。

【用法】共捣烂，以生木叶包好，放入灶火中煨热敷患处，每日换药 1 次。

【主治】淋巴结炎。

◎ 111

【处方】天仙子 30 克，入地牛根皮适量。

【用法】共研末，以开水调匀敷患处。

【主治】时症引起的疬核。

◎ 112

【处方】路边菊叶、米酒各适量。

【用法】共捣烂，取汁搽患处。

【主治】时症引起的疬核。

◎ 113

【处方】紫苏叶、葱头、雄黄各 3 克，冰片 1.5 克。

【用法】加黄糖适量，共捣烂敷患处。

【主治】时症引起的疬核。

◎ 114

【处方】生茄子 1 个。

【用法】将茄子放入酸坛内腌酸，取出捣烂敷患处。

【主治】瘰疬红肿。

九、呗（无名肿毒）

无名肿毒是体表局部骤发肿痛的证候，因其随处可生，无适当名称而得名。多由风邪寒热客于经络所致，因风邪而起者，无头无根；因气血相搏者，有头有根；因风寒而得者，肿硬而色白；因热毒所生者，掀肿而色赤。

◎ 001

【处方】独蒜头片、艾条。

【用法】用皮纸浸水湿敷患处，皮纸上先干的部位即为毒疮头部，在此处行隔蒜灸。

【主治】无名肿毒。

◎ 002

【处方】天花粉、石蟾蜍、生半夏、生天南星、山慈菇、防己各适量。

【用法】与酒糟共捣烂敷患处。

【主治】无名肿毒。

◎ 003

【处方】生地黄 30 克，铁树叶、鹅舌草、细叶榕、假扒薅根、青藤叶、大罗伞、小罗伞各适量。

【用法】水、酒各半煎服。

【主治】无名肿毒。

◎ 004

【处方】老虎耳草适量。

【用法】捣烂敷患处。

【主治】无名肿毒。

◎ 005

【处方】木鳖子根、山蒜头、四季葱头各适量，土鳖虫 10 只。

【用法】共捣烂敷患处。

【主治】无名肿毒。

◎ 006

【处方】假红枣根适量。

【用法】嚼烂敷患处。

【主治】无名肿毒、恶疮。

◎ 007

【处方】蒜头 1 个，茶籽果 3 个。

【用法】共捣烂，加酒炒热敷患处。

【主治】无名肿毒。

◎ 008

【处方】灯笼草适量。

【用法】捣烂敷患处。

【主治】无名肿毒。

◎ 009

【处方】闹羊花粉、七枝莲、龙胆草、血见愁各适量。

【用法】共研末，用凡士林适量调匀敷患处。

【主治】无名肿毒。

◎ 010

【处方】血见愁 1 株。

【用法】捣烂，调醋敷患处。

【主治】无名肿毒。

◎ 011

【处方】山慈菇、血见愁、土远志各适量。

【用法】共研粉，用醋调成糊状敷患处。

【主治】无名肿毒。

◎ 012

【处方】闹羊花适量。

【用法】研末，冷开水调敷患处。

【主治】无名肿毒。

◎ 013

【处方】水竹笋 500 克，雄黄 15 克。

【用法】共捣烂敷患处。

【主治】无名肿毒。

◎ 014

【处方】天南星适量

【用法】捣烂敷患处。

【主治】无名肿毒。

◎ 015

【处方】落地生根、点称木各适量。

【用法】共捣烂敷患处。

【主治】无名肿毒。

◎ 016

【处方】野芋头、枸杞菜各适量，酒糟少许。

【用法】共捣烂敷患处。

【主治】无名肿毒。

◎ 017

【处方】百部、牛耳朵根各适量。

【用法】共研末，调醋敷患处。

【主治】无名肿毒。

◎ 018

【处方】生姜、樟树皮、葱、乌桕叶各适量。

【用法】共捣烂，加酒蒸热敷患处。

【主治】无名肿毒。

◎ 019

【处方】水壳木根皮、雷公根皮、三角泡根各适量。

【用法】共捣烂敷患处。

【主治】无名肿毒。

◎ 020

【处方】葱头、蜂蜜各适量。

【用法】共捣烂敷患处。

【主治】无名肿毒。

◎ 021

【处方】红蓖麻子适量。

【用法】捣烂敷患处，每日换药 1 次。

【主治】无名肿毒。

◎ 022

【处方】八角莲适量。

【用法】以醋磨汁搽患处，每日 3 ～ 5 次。

【主治】无名肿毒。

◎ 023

【处方】蝴蝶树叶适量。

【用法】捣烂敷患处。

【主治】虎口肿毒。

◎ 024

【处方】了哥王叶、土半夏、卜芥叶、山苍子、两面针、鸡矢藤、泽兰叶各 9 克，落地生根 15 克。

【用法】共捣烂，以酒炒热敷患处。

【主治】无名肿毒。

◎ 025

【处方】南蛇簕蕊、酒糟各适量。

【用法】共捣烂敷患处。

【主治】无名肿毒。

◎ 026

【处方】雄黄 15 克，草乌、黄柏、川连、羌活、石菖蒲、细辛、独活、荆皮、川乌、白芷各 3 克，麝香、冰片各 0.6 克。

【用法】共研末，以茶油调匀敷患处周围，敷药前用毛麝香适量水煎洗患处。

【主治】无名肿毒及一切恶疮。

◎ 027

【处方】桃树叶适量。

【用法】炒干研末，以茶油调匀涂患处。

【主治】无名肿毒及恶疮。

◎ 028

【处方】禾算木嫩叶适量，米一抓。

【用法】共捣烂敷患处。

【主治】过天红、跳蛇（肿毒）。

◎ 029

【处方】金银花、乳香、没药、白及、皂角刺、知母、连翘、天花粉、当归尾、升麻、赤芍、杏仁、甘草各 3 克。

【用法】水煎服，药渣捣烂敷患处。

【主治】无名肿毒及一切恶疮。

◎ 030

【处方】木鳖子、黄柏、七枝莲、金耳环各适量。

【用法】共研末，调淘米水或米醋成糊状涂患处，每日 1 剂。

【主治】无名肿毒。

◎ 031

【处方】白花丹叶 60 克。

【用法】捣烂，隔两层纱布敷患处，每日 1 次。

【主治】无名肿毒。

◎ 032

【处方】木芙蓉根皮、苦地胆、筋骨草各适量。

【用法】共捣烂敷患处，每日 1 次。

【主治】无名肿毒。

◎ 033

【处方】赤小豆 10 粒，芙蓉花嫩叶适量。

【用法】共捣烂，调蛋清或蜂蜜敷患处。

【主治】毒疮初起。

◎ 034

【处方】伏地虎（即山地上身生黄绒毛的蜘蛛）10 只，米双酒 120 毫升。

【用法】共浸泡 7 日，用鸭翼毛蘸药酒涂于疮上，每日 2 ～ 4 次。

【主治】毒疮。

◎ 035

【处方】地丁、芙蓉叶各 30 克，黄柏 15 克。

【用法】共捣烂，加适量冷开水调敷患处。

【主治】一切疖疽疮疡。

◎ 036

【处方】走马胎叶、水芙蓉叶、木棉树叶、鲜独脚乌桕各 15 克。

【用法】共捣烂敷患处，每日换药 1 次。

【主治】各种毒疮。

◎ 037

【处方】了哥王、水杨梅、蒲公英、石膏各适量。

【用法】共捣烂敷患处，每日 1 剂。

【主治】毒疮。

◎ 038

【处方】①入地蜈蚣、山胡椒、川芎、大黄各适量；②鲜野桃树叶适量。

【用法】未化脓者，用方②鲜叶捣烂敷患处，每日换药 1 次，连用 3 日。出脓、伤口溃烂者先用方①水煎洗患处，再用方②研粉撒患处。

【主治】疮毒。

第二章

常见皮肤疾病

一、呗脓显（黄水疮）

黄水疮又名脓窠疮、天疱疮、滴脓疮、浸淫疮等，相当于现代医学的脓疱疮，是一种传染性较强的化脓性皮肤病。初起皮肤上出现米粒至黄豆大小的丘疹或水疱，周围有红晕；水疱内含有透明浆液，迅即混浊形成脓疱，脓疱极易破裂，露出糜烂面，上渗稀薄脓浆，脓浆流到之处即可传染生成新疱，愈后不留疤痕。

◎ 001

【处方】燕窝泥适量，麝香 0.3 克。

【用法】共研末敷患处。

【主治】黄水疮。

◎ 002

【处方】①香茅、大风艾、五色梅各适量；②凉薯仁适量（研末），硫黄粉少许。

【用法】先用方①水煎洗患处，再用方②与花生油调匀涂患处，每日 1 次。方②忌内服。

【主治】黄水疮。

◎ 003

【处方】蟾蜍 1 只（去皮），冰片适量。

【用法】将蟾蜍焙干，与冰片共研末撒患处，每日 2～3 次。

【主治】黄水疮。

◎ 004

【处方】犁头草 30 克，野菊花 20 克，鲜酢浆草 30 克。

【用法】共捣烂敷患处。

【主治】脓疱疮。

◎ 005

【处方】九里明 500 克。

【用法】水煎洗患处，每日 1 剂，分 2 次洗。

【主治】脓疱疮。

◎ 006

【处方】天胡荽、鲜马齿苋各等份。

【用法】共捣烂，加入沸茶油适量调匀涂患处，每日 2 ～ 3 次。

【主治】水疱疮。

◎ 007

【处方】天南星、七叶一枝花、两面针、可钢假（壮语）、穿心莲各适量。

【用法】共捣烂，煨热敷患处。

【主治】脓疱疮。

◎ 008

【处方】白饭树叶片、蛇蜕、凤凰衣、血余炭各适量。

【用法】白饭树叶煎水温洗，其余三味研末调香油涂患处。

【主治】脓疱疮。

◎ 009

【处方】罗勒、野菊花、木芙蓉花叶各适量。

【用法】水煎洗患处。

【主治】脓疱疮。

◎ 010

【处方】土三七 250 克。

【用法】水煎洗患处。

【主治】脓疱疮。

◎ 011

【处方】血余炭 9 克，鸡蛋壳 60 克（烧存性）。

【用法】共研末，调麻油涂患处。

【主治】小儿脓疱疮。

◎ 012

【处方】三叉苦叶、茶辣叶、黄花九里明各适量。

【用法】先用黄花九里明水煎洗患处，再用其余二味捣烂调花生油搽患处。

【主治】小儿脓疱疮。

◎ 013

【处方】鲜三角泡叶、糯米（淘洗）各适量。

【用法】共捣烂敷患处。

【主治】小儿脓疱疮。

◎ 014

【处方】雄黄 6 克，鸡蛋黄 1 个，簕竹笋、青蒿、石灰各适量。

【用法】共捣烂，调匀涂患处。

【主治】小儿头生脓疱疮。

◎ 015

【处方】小榕树根皮适量。

【用法】水煎洗患处。

【主治】小儿脓疱疮。

◎ 016

【处方】山芝麻、地稔根、葫芦茶各适量。

【用法】水煎洗患处，每日数次。

【主治】小儿头生脓疱疮。

◎ 017

【处方】生草乌、雄黄、白芷、密陀僧、黄丹、枯矾、乳香、没药各适量。

【用法】共研末，调开水涂患处，每日数次。

【主治】小儿头生脓疱疮。

◎ 018

【处方】野花生叶、野油菜叶各 12 克。

【用法】共捣烂敷患处，每日换药 1 次。

【主治】水疱疮，局部痒痛，溃后流出黄色脓浆四处蔓延。

◎ 019

【处方】五倍子 4.5 克，枯矾 3 克，松香、黄丹各 1.5 克，雄黄、硫黄、白芷各 6 克，生石膏 9 克。

【用法】共研末，调茶油涂患处，涂药前先用茶籽煎水清洗局部。

【主治】小儿头生白疱疮，瘙痒，有浆液流出。

◎ 020

【处方】了哥王适量。

【用法】捣烂，调酒搽患处。

【主治】水疱疮。

◎ 021

【处方】铺地瓜适量。

【用法】捣烂敷患处，每日 1 次。

【主治】白疱疮。

◎ 022

【处方】杠板归适量。

【用法】水煎洗患处，每日 2 ～ 3 次。

【主治】白疱疮。

◎ 023

【处方】指甲草适量。

【用法】捣烂敷患处，每日换药 1 次。

【主治】火疱疮引起的发热疼痛。

◎ 024

【处方】多裂黄檀枝叶适量。

【用法】水煎洗患处，或晒干研粉敷患处。

【主治】脓疱疮。

◎ 025

【处方】犁头草适量。

【用法】捣烂敷患处，或水煎洗患处。

【主治】脓疱疮。

◎ 026

【处方】白饭树枝叶适量。

【用法】水煎洗患处。

【主治】水痘、脓疱疮。

◎ 027

【处方】奶汁草、乌桕叶各适量。

【用法】水煎洗患处。

【主治】脓疱疮。

◎ 028

【处方】五色梅、松叶各适量。

【用法】水煎洗患处。

【主治】脓疱疮。

◎ 029

【处方】地稔叶、白饭树、耳草、盐肤木、余甘子叶、红乌桕各适量。

【用法】水煎洗患处，每日 2 次。

【主治】脓疱疮。

◎ 030

【处方】蚂蚱簕 50 克，三角泡、乌桕叶各 15 克，毛果算盘子 9 克。

【用法】水煎洗患处。

【主治】脓疱疮。

二、唛蛮（皮肤瘙痒）

皮肤瘙痒症是指临床上无原发损害，且以瘙痒为主的感觉功能异常性皮肤病。疾病过程中，由于搔抓可出现继发性皮肤损害，如抓痕、血痂等，依据皮肤瘙痒的范围或部位，可分为局限性和泛发性两类。本病与祖国医学文献中记载的"痒风"类似。

◎ 001

【处方】苏木 60 克。

【用法】水煎，每日 1 剂，分 3 次冲黄糖适量服。

【主治】皮肤瘙痒。

◎ 002

【处方】使君子叶适量。

【用法】煎水沐浴。

【主治】皮肤瘙痒。

◎ 003

【处方】杠板归适量。

【用法】水煎洗患处。

【主治】皮肤瘙痒。

◎ 004

【处方】红背山麻秆全株适量。

【用法】水煎洗患处。

【主治】皮肤瘙痒。

◎ 005

【处方】杉树叶适量。

【用法】水煎熏洗。

【主治】皮肤瘙痒。

◎ 006

【处方】红乌桕叶 1000 克，红辣蓼草 500 克。

【用法】水煎洗患处。

【主治】皮肤瘙痒。

三、痂（癣）

癣有广义和狭义之分。广义的癣指皮肤增厚，伴有鳞屑或有渗液的皮肤病，如牛皮癣、奶癣等。本节所述为狭义之癣，指发生在表皮、毛发、指（趾）甲的浅部真菌病。

◎ 001

【处方】羊蹄根适量。

【用法】磨水涂患处。

【主治】体癣。

◎ 002

【处方】大飞扬乳汁适量。

【用法】涂患处。

【主治】体癣。

◎ 003

【处方】马兜铃叶适量。

【用法】水煎洗患处。

【主治】体癣。

◎ 004

【处方】罗汉果叶适量。

【用法】捣烂，调醋搽患处。

【主治】皮癣。

◎ 005

【处方】枫杨叶适量。

【用法】捣烂搽患处。

【主治】牛皮癣、沙虫脚。

◎ 006

【处方】余甘子、人发、鸡蛋壳、青矾各适量。

【用法】余甘子去核捣烂，人发、鸡蛋壳烧存性，与青矾共加醋适量煮热，趁热涂患处。

【主治】体癣、顽固性湿疹。

◎ 007

【处方】仙人掌适量。

【用法】切断，取汁搽患处。

【主治】颈癣。

◎ 008

【处方】了哥王叶适量。

【用法】捣烂敷患处。

【主治】足癣。

◎ 009

【处方】苦李根、飞扬草各适量。

【用法】水煎洗或研粉搽患处。

【主治】足癣。

◎ 010

【处方】苍耳草、九里明、苦楝树叶各 500 克，了哥王、大叶桉树叶、五色梅各 250 克。

【用法】水煎去渣，浓缩成膏，敷患处。

【主治】各类癣。

◎ 011

【处方】十大功劳茎适量。

【用法】浸醋（以浸过药面为度）5 日，搽患处。

【主治】各类癣。

◎ 012

【处方】大飞扬草适量。

【用法】捣烂取汁搽患处，每日 2 ～ 3 次。

【主治】各类癣。

◎ 013

【处方】五色梅、五指风、十大功劳、了哥王各等量。

【用法】水煎洗患处。

【主治】各类癣。

◎ 014

【处方】白花丹叶适量。

【用法】烘柔软敷患处。

【主治】股癣。

◎ 015

【处方】酢浆草适量。

【用法】捣烂敷患处。

【主治】沙虫脚。

四、瘾疹（荨麻疹）

瘾疹是皮肤出现红色或苍白风团，时隐时现的瘙痒性、过敏性皮肤病，相当于现代医学中的荨麻疹。本病以皮肤出现瘙痒性风团，发无定处，骤起骤退，消退后不留任何痕迹为临床特征。一年四季均可发病，老幼均可罹患。

◎ 001

【处方】牡蒿叶 60 克。

【用法】煎水代茶饮。

【主治】急性荨麻疹。

◎ 002

【处方】枫香树叶适量。

【用法】水煎洗患处。

【主治】荨麻疹。

◎ 003

【处方】杉树嫩叶适量。

【用法】煎水熏洗患处。

【主治】荨麻疹。

◎ 004

【处方】松树根皮适量。

【用法】煎水熏洗患处。

【主治】荨麻疹。

◎ 005

【处方】桉树叶 500 克。

【用法】水煎洗患处，每日 2 次。

【主治】荨麻疹。

◎ 006

【处方】虾蚶草、奶汁草、大飞扬草、旱莲草各等量。

【用法】水煎洗患处；或上药各 10 ～ 15 克水煎服。

【主治】荨麻疹。

◎ 007

【处方】红背叶适量。

【用法】水煎洗患处。

【主治】荨麻疹。

◎ 008

【处方】枫树果适量。

【用法】水煎洗患处。

【主治】荨麻疹。

五、能晗能累（湿疹）

湿疹又称湿毒疮，其临床特征是皮疹多形态，瘙痒剧烈，容易糜烂渗液。本病常反复发作，迁延而成慢性。

◎ 001

【处方】硫黄 6 克，乌桕叶 30 克，辣蓼、了哥王各 20 克。

【用法】水煎洗患处，每日 1 剂。

【主治】小儿湿疹。

◎ 002

【处方】枯矾、食盐各等量。

【用法】共研末，以开水泡取浓汁涂患处，每日 3 ～ 4 次。

【主治】婴儿面部湿疹。

◎ 003

【处方】海螵蛸 20 克，硫黄 6 克。

【用法】共研末撒患处，或调蓖麻油涂患处。

【主治】婴儿面部湿疹。

◎ 004

【处方】羊蹄草全草适量。

【用法】水煎洗患处。

【主治】湿疹。

◎ 005

【处方】青凡木枝叶适量。

【用法】水煎洗患处。

【主治】湿疹、疮疖瘑痒。

◎ 006

【处方】十大功劳茎、叶各适量。

【用法】水煎洗患处。

【主治】湿疹、外伤感染、各种炎症。

◎ 007

【处方】马齿苋适量。

【用法】捣烂，调醋涂患处。

【主治】湿疹、带状疱疹。

◎ 008

【处方】水杨梅叶、三角泡、蚂蚱簕、苦楝树叶、葫芦茶、乌柏叶各等量。

【用法】晒干研粉备用。先将上药水煎洗患处，然后再用药粉撒患处，每日1次，连用5～7日。

【主治】湿疹。

◎ 009

【处方】九里明、爬山虎、蚂蚱簕各适量。

【用法】煎浓液洗患处，每日1～2次。

【主治】湿疹。

◎ 010

【处方】萝芙木根、叶各适量。

【用法】根15～50克，水煎服；叶捣烂敷患处，每日1剂。

【主治】湿疹。

◎ 011

【处方】桉树叶、毛果算盘子叶各等量。

【用法】焙干，共研末撒患处；或水煎洗患处。

【主治】湿疹。

◎ 012

【处方】鲜虎耳草适量。

【用法】捣烂，配茶油敷患处；或配冰片 1 份、枯矾 5 份，共捣烂敷患处（适用于烂耳背）。

【主治】湿疹。

◎ 013

【处方】鲜马齿苋适量。

【用法】捣烂敷患处。

【主治】湿疹。

◎ 014

【处方】一点红、如意花、毛麝香、大飞扬、九里明各适量。

【用法】水煎洗患处，或熬膏敷患处。

【主治】湿疹。

◎ 015

【处方】乌桕叶、苦楝树叶、山花椒叶各适量。

【用法】加 75% 酒精捣烂敷患处。

【主治】阴囊湿疹。

六、唪呗啷（蛇串疮、带状疱疹）

蛇串疮是皮肤上出现成簇水疱，呈带状分布，痛如火燎的急性疱疹性皮肤病，相当于现代医学中的带状疱疹。因皮损状如蛇行，故名蛇串疮；因每多缠腰而发，故又称缠腰火丹，亦称火带疮、蛇丹、蜘蛛疮等。以成簇水疱，沿一侧周围神经呈带状分布，伴刺痛为临床特征。多见于成年人，好发于春秋季节。

◎ 001

【处方】七星莲适量。

【用法】捣烂，调淘米水搽患处。

【主治】蛇串疮。

◎ 002

【处方】马蹄金适量。

【用法】捣烂敷患处。

【主治】蛇串疮。

◎ 003

【处方】肖野牡丹叶适量。

【用法】加少许糯米共捣烂，取汁涂患处。

【主治】蛇串疮。

◎ 004

【**处方**】红马蹄草适量。

【**用法**】捣烂，取汁涂患处。

【**主治**】蛇串疮。

◎ 005

【**处方**】红叶牛奶木、九里明各适量。

【**用法**】水煎洗患处，每日 2 ～ 3 次。

【**主治**】蛇串疮。

◎ 006

【**处方**】老石灰、黄柏末各适量。

【**用法**】拌匀，调桐油涂患处。

【**主治**】蛇串疮。

七、皮炎

皮炎是指由多种原因导致的皮肤损害的统称性疾病，主要病因与疾病类型相关，多数皮炎与遗传、过敏、感染、静脉曲张有关。主要临床症状包括皮疹、水疱、瘙痒、鳞屑等。

◎ 001

【**处方**】马齿苋适量。

【**用法**】水煎洗患处。

【**主治**】稻田皮炎。

◎ 002

【**处方**】松叶适量。

【**用法**】水煎洗患处。

【**主治**】稻田皮炎。

◎ 003

【**处方**】毛果算盘子枝叶适量。

【**用法**】水煎洗患处。

【**主治**】过敏性皮炎、漆树过敏、湿疹。

◎ 004

【**处方**】草鞋根、路边青、凤尾草各适量。

【**用法**】水煎服。

【**主治**】过敏性皮炎。

◎ 005

【**处方**】路边青适量。

【**用法**】水煎洗患处。

【**主治**】过敏性皮炎。

◎ 006

【**处方**】叶下珠 60 克，白紫苏 90 克，明矾 15 克。

【**用法**】加水 3000 毫升，煎至 1500 毫升，洗患处。

【**主治**】过敏性皮炎。

第三章

常见肛肠疾病

一、仲嘿哞尹（痔疮）

痔疮是一种常见的肛管疾病，由肛管和直肠末端的静脉曲张引起。多见于经常便秘者，有内痔、外痔和混合痔三种，以便血（内痔）、疼痛（外痔）和肿物突出为其主要症状。

◎ 001

【处方】赤小豆、当归各 60 克。

【用法】共研末，冲开水服，每次 9 克，每日 2 次。

【主治】痔疮、肛门周围脓肿。

◎ 002

【处方】山桃树叶 5000 克。

【用法】加水 10 升浓煎，滤取药液，再熬成膏状，用药膏涂患处，每月 1 次。

【主治】痔疮。

◎ 003

【处方】皂角刺、生山栀子各 6 克，当归尾、槐花、黄芩（酒炒）、金银花、苦参、马齿苋各 9 克，生地黄 12 克，红花 4.5 克，荆芥 3 克。

【用法】水煎取汁，加绿豆 30 克共煮服，每日 1 剂。

【主治】血痔。

◎ 004

【处方】九牛胆 15 克，生甘草、木通、山黄连各 9 克。

【用法】水煎服，每日 1 剂。

【主治】痔疮。

◎ 005

【处方】鲜刺苋菜、鲜马鞭草各 120 克，米醋 60～90 毫升。

【用法】前二味水煎取汁，分 3 次与米醋兑服，每日 1 剂。

【主治】痔疮。

◎ 006

【处方】地榆、槐花各 10 克，臭珠 1 个，冰片 1.5 克。

【用法】共研末涂患处，涂药前先用 1% 高锰酸钾坐浴，每日 2 ～ 3 次。

【主治】痔疮。

◎ 007

【处方】稔子根、算盘子根、酸藤根、马连鞍各 15 克。

【用法】水煎服，每日 1 剂。

【主治】痔疮。

◎ 008

【处方】红蓖麻、细榕树叶、九里明、韭菜头、金银花、臭黄、雄黄、石榴根、寄生枝各适量。

【用法】煎水熏洗患处。

【主治】痔疮红肿疼痛。

◎ 009

【处方】鲜紫背金牛 25 克，鲜鱼腥草 15 克。

【用法】共捣烂，用消毒纱布包成指头大小，长约 2 厘米，外蘸润滑油或蓖麻油，待排便后塞入肛门内，以超过患处 2 ～ 3 厘米为宜。每次排便后另换新药。

【主治】痔疮。

◎ 010

【处方】①三月泡根 150 克，蜂蜜 60 克，糯米适量；②鸡肉树根及叶 1000 克，千年桐树皮 500 克。

【用法】方①三月泡根水煎，滤取药液煮糯米饭，调蜂蜜食；方②煎水熏洗患处。

【主治】痔疮。

◎ 011

【处方】岩泽兰、阳桃叶各 20 克，猪七寸一段。

【用法】前二味研粉，纳入猪七寸内，两头扎紧，炖熟吃，每日 1 次。

【主治】痔疮。

◎ 012

【处方】苦参、红糖各 60 克，鸡蛋 2 个。

【用法】苦参水煎取汁，再放入鸡蛋、红糖，蛋熟后去壳吃蛋、喝汤，每日 1 剂，4 日为 1 个疗程。

【主治】痔疮。

◎ 013

【处方】木鳖子适量。

【用法】以陈醋磨汁涂患处。

【主治】痔疮疼痛。

◎ 014

【处方】猪大肠 180 克，蚯蚓 10 条。

【用法】共炖烂，去蚯蚓，吃猪肠喝汤。

【主治】痔疮初起。

◎ 015

【处方】槐花 12 克，连翘、金银花各 9 克，石菖蒲、天花粉各 6 克。

【用法】煎水，先熏洗后坐浴。

【主治】痔疮。

◎ 016

【处方】糯稻秆、白芷、甘草各 15 克。

【用法】糯稻秆烧灰，浸水取滤液，与后二味水煎洗患处。

【主治】痔疮。

◎ 017

【处方】生地黄、地榆、侧柏叶、莲蓬、尖槟、五倍子各适量（烧炭），槐米 3 克，枳实 3 个，升麻 1 克，鲜党参 6 克。

【用法】前六味药炭研末，余药水煎冲药炭服。大便出血者加红花 4.5 克、瓜蒌根 3 克、川贝母 3 克。

【主治】痔疮便后突出。

◎ 018

【处方】①鲜荷叶适量；②刺苋藤、马鞭草各 30 克。

【用法】任选一方水煎洗患处，每日 1 剂。

【主治】痔疮。

◎ 019

【处方】①薄荷、芦荟、草鱼胆各适量；②蟾酥 0.3 克，轻粉 0.5 克，侧柏叶 9 克，老松香 1 克，大梅片 2 克。

【用法】方①前二味水煎取汁，入鱼胆汁调匀；方②共研细末，以麻油调匀。先用方①搽患处，再用方②涂患处。

【主治】痔疮。

◎ 020

【处方】无名异 40 克，甘草节 10 克，枯矾 15 克。

【用法】水煎洗患处，每日 1 次。

【主治】痔疮。

◎ 021

【处方】地桃花、蓖麻子（炒去油）、七月泡长叶、铁角蕨、水芙蓉各适量。

【用法】水煎服，每日 1 剂。

【主治】痔疮。

◎ 022

【处方】槐角 30 克。

【用法】炒干研末，每次 6 克，以酒冲服，常服不发。

【主治】痔疮。

◎ 023

【处方】炒黄丹 15 克，枯矾 6 克，乳香、没药各 3 克，煅皂角 9 克。

【用法】共研细末涂患处，涂药前先以梧桐子水煎洗患处。

【主治】痔疮。

◎ 024

【处方】扁柏、金银花、黄芩、甘草各 3 克，九里明 6 克，黄柏、土茯苓各 12 克，白鸡冠花 9 克。

【用法】煎水熏洗患处，每日 2～3 次。

【主治】外痔。

◎ 025

【处方】大黑枣 2 枚，胆矾 2 粒，麝香（黄豆大）、大梅片各 0.2 克，田螺适量。

【用法】黑枣去核，纳入胆矾煅炭，加麝香研末，大梅片合田螺化水，与药末调搽患处。

【主治】痔疮。

◎ 026

【处方】红蓖麻嫩叶 20 克，鸭蛋 2 个。

【用法】水煎服，每日 2 次，连服 5 日。

【主治】痔疮。

◎ 027

【**处方**】猴结粉、南蛇油各适量。

【**用法**】在患者腰部找瘀红点（一般可见 3 ～ 5 个，如绿豆大，呈螺旋状，不隆起，无伸足，压之不褪色），以消毒的缝衣针刺之，深达皮下，挤出血少许，拭之，以猴结（母猴经血和生育血遗留在石山岩洞而形成的紫黑色块状物）粉外搽；另用南蛇油涂痔核。如未愈，7 日后再按前法治疗 1 次。

【**主治**】痔疮。

◎ 028

【**处方**】红刺苋菜 150 克，槐花 20 克，狗大肠 120 克。

【**用法**】槐花捣烂，纳入狗大肠内，两头扎紧，与红刺苋菜共炖服，每日 1 剂。

【**主治**】痔疮。

◎ 029

【**处方**】虫牙药全草适量，石炭 15 克。

【**用法**】虫牙药煎水，加入石炭调匀熏洗患处。

【**主治**】痔疮。

◎ 030

【**处方**】小公盖藤、地榆、杜仲、穿破石、黄花倒水莲各 10 克。

【**用法**】水煎服，每日 1 剂。

【**主治**】痔疮。

◎ 031

【**处方**】千斤拔、红蓖麻根各 30 克，山栀子、木贼、地榆炭各 9 克，猪七寸一段。

【**用法**】上药切碎，纳入猪七寸内，两头扎紧，加水炖熟，吃猪七寸喝汤，每日 1 剂。

【**主治**】痔疮。

◎ 032

【**处方**】老枫树皮适量。

【**用法**】水煎去渣，加冰片少许熏洗患处，每日 2 ～ 3 次。每次大便后均要冲洗肛门。

【**主治**】痔疮。

◎ 033

【**处方**】七爪风、六月雪、风见消、火柴树、白纸扇各 12 克。

【**用法**】水煎服，每日 1 剂。另取七爪风适量水煎洗患处。

【主治】痔疮。

◎ 034

【处方】盐肤木花粉适量。

【用法】以茶油调匀涂突出的痔核，亦可用药棉蘸药纳入肛门内。

【主治】痔疮（二期、三期）。

◎ 035

【处方】黑芝麻、黄花饭树叶各适量。

【用法】共捣烂敷患处。

【主治】痔疮。

◎ 036

【处方】①杠板归、扁柏各 60 克；②针挑。

【用法】方①水煎服，每日 1 剂；在腰部脊柱两旁寻找稍突起如针头大的红点行针挑，深 1 ～ 3 分，挑断如丝、白筋之纤维，15 日挑 1 次。忌食羊肉及辛辣刺激之品。

【主治】内痔、外痔。

◎ 037

【处方】①白鸡冠花、韭菜头（连根）、红蓖麻各适量；②枯矾、蜗牛壳各 3 克，雄黄、冰片各 0.3 克，丹头 1 克。

【用法】方①水煎洗患处；方②研粉，以猪油调匀涂患处。每日数次。

【主治】粪门高痔。

◎ 038

【处方】罗裙带适量。

【用法】水煎服，并煎水熏洗肛门，每日 1 次。

【主治】内痔、外痔。

◎ 039

【处方】水泽兰叶适量。

【用法】捣烂，纳入肛门内，每日 1 次。

【主治】内痔、外痔。

◎ 040

【处方】七叶一枝花适量。

【用法】用 75% 酒精浸泡搽患处。

【主治】内痔、外痔。

◎ 041

【处方】刺苋菜、槐花各适量，猪七寸一副。

【用法】前二味切碎，纳入猪七寸内，水煎服，每日 1 剂。

【主治】内痔。

◎ 042

【处方】透骨消 30 克（切碎），硫黄 15 克，茶油 200 毫升。

【用法】用茶油将前二味煎焦，过滤取油涂痔核，每日数次。

【主治】内痔。

◎ 043

【处方】榕树须 60 克，朴硝 90 克。

【用法】煎水 1500 毫升熏洗患处。

【主治】外痔、肛门周围炎。

◎ 044

【处方】榕树须、九里明各适量。

【用法】水煎服，每日 1 剂。

【主治】外痔。

◎ 045

【处方】韭菜头（连根）、红蓖麻、田螺各适量，川连 1.5 克，雄黄 1 克，麝香 0.15 克，梅片 0.3 克。

【用法】捣烂敷患处。

【主治】外痔。

◎ 046

【处方】白鸡冠花（连子）适量。

【用法】炒焦，水煎服。

【主治】痔疮、便后下血。

◎ 047

【处方】红丝线 20 克（切碎），瘦猪肉适量。

【用法】蒸熟吃，每日 1 剂。

【主治】痔疮出血。

◎ 048

【处方】红刺苋菜 50 克，水瓜根 20 克，猪脚适量。

【用法】共炖熟，吃肉喝汤，每日 1 剂。

【主治】痔疮出血。

◎ 049

【处方】人中白 6 克。

【用法】研粉，冲白糖水服。

【主治】痔疮出血。

◎ 050

【处方】桃叶 500 克。

【用法】桃叶用开水浸泡于小口器皿中，坐于器皿上熏。

【主治】痔疮出血。

◎ 051

【处方】槐花 15 克，生地黄、生蚯蚓各 30 克。

【用法】共捣烂敷患处。忌食煎炒辛辣香燥食物，忌酒。

【主治】痔核外凸，肿痛流血。

◎ 052

【处方】大黄末 9 克，田螺 10 个。

【用法】田螺放于蒸笼内，螺口朝上蒸熟，取螺内的水与大黄末调成糊状涂患处。忌食香燥食物。

【主治】痔核外凸，肿痛流血。

◎ 053

【处方】江边细杨柳须适量。

【用法】与瘦猪肉适量共煲服。

【主治】痔疮发红痒痛，出血不止。

◎ 054

【处方】鲜马鞭草（全草）、鲜刺苋根各 100 克。

【用法】水煎代茶饮，每日 1 剂，连服 5 剂。

【主治】内痔出血，大便疼痛难忍。

◎ 055

【处方】田螺 1 只。

【用法】去掩盖，将熟盐一粒（如黄豆大）放入田螺内，焙焦，研末冲酒服。

【主治】痔疮、脱肛。

◎ 056

【处方】韭菜头（连根）60～90 克，牛黄 1.5 克。

【用法】共捣烂，煎水熏洗患处。

【主治】痔疮、脱肛。

◎ 057

【处方】①新砖（刚出窑）粉、桂圆肉各适量；②生党参、黄芪、茯苓、当归身、白芍、天花粉各 6 克，川芎 4.5 克，升麻 1.5 克，乳香、没药各 3 克。

【用法】方①共捣烂制成丸，以桂圆肉为衣，连服 8 ～ 10 丸；方②水煎服。

【主治】痔疮、脱肛、肠内生虫。

◎ 058

【处方】鳖鱼骨一具烧灰，梅片 0.9 克，薄荷冰 0.3 克，蜗牛 3 个。

【用法】瓦上焙干，共研末，以麻油调匀涂患处。

【主治】痔疮肿痛脱出。

◎ 059

【处方】田螺 1 个，冰片 0.6 克。

【用法】田螺去尾，纳入冰片，化水后取水涂搽患处。

【主治】痔核肿痛脱出，亦可治脱肛。

◎ 060

【处方】芒硝 30 克，五倍子 15 克，桃叶 1 抓。

【用法】煎水频洗患处。

【主治】痔核肿痛脱出，亦可治脱肛。

二、仲嘿奴（肛瘘）

肛瘘又称“痔瘘”，民间习称“老鼠偷粪门”，是肛管和直肠旁组织发炎、化脓、穿破后所形成的肛管或直肠与皮肤之间相沟通的瘘管。初起时常为单个性瘘管，病久可发展为多个性瘘管，主要症状为瘘口长期流脓，不易自愈。

◎ 001

【处方】鬼点火根、地胆头、樟脑各 9 克，猫骨头 15 克。

【用法】猫骨头烧存性，与余药共研末和匀，调少许麻油涂患处，每日 2 ～ 3 次。

【主治】肛瘘，肛门溃烂，分泌脓液，瘙痒疼痛。

◎ 002

【处方】厕所坑板下之蜘蛛 8 个，榕树穗（气根）、热饭各适量。

【用法】共捣烂敷患处，每日 1 次。

【主治】肛瘘。

◎ 003

【处方】龙胆草 30 克。

【用法】煅存性研末，调茶油搽患处，每日 1 次。

【主治】肛瘘。

◎ 004

【处方】①猫骨头 30 克，老鼠仔（未出毛）5 只，山麻叶、川豆根各 15 克；②苦楝树皮、四方艾、牛尾树皮各适量。

【用法】先用方②水煎洗患处，再将方①各药焙干研末调茶油敷患处。

【主治】肛瘘。

◎ 005

【处方】蟑螂 1 只，扑灯飞蛾 10 只，麝香 3 克。

【用法】放入罐内，盖严阴干后研末，以管装好，吹入瘘管，水干而愈。

【主治】肛瘘。

◎ 006

【处方】①三叶排草、稔子叶、算盘子叶、水杨梅、过江龙、铺地牛奶、土常山、松叶各适量。②蜈蚣草、草鞋根、算盘子根、葛根、千里马各 15 克。

【用法】方①水煎洗肛门；方②水煎服，每日 1 剂。

【主治】肛瘘。

◎ 007

【处方】鹰不扑叶、糯米（水泡胀）各适量。

【用法】捣烂敷患处，每日 1 次。

【主治】肛瘘。

◎ 008

【处方】鲜三钱三根 50 克。

【用法】装入玻璃瓶内，以等量 75％酒精浸泡 1 日备用，用时以棉签蘸药酒涂搽患处。忌内服。

【主治】肛瘘。

◎ 009

【处方】辣椒的舅（壮语）、茶油各适量。

【用法】研粉，调茶油涂患处。

【主治】肛瘘。

三、尊寸（脱肛）

脱肛是直肠黏膜或直肠和部分乙状结肠脱出肛门之外的病证。多见于小孩和老年人，初起仅于大便后肛门脱垂，便后可自行回复，病程日久，则脱出较长，便后需用手托回，每于行走、劳累、咳嗽、用力等而发作。若医治不及时，脱出日久，可见局部紫赤，肿痛加剧，甚则溃烂。

◎ 001

【处方】野桃花、芙蓉花、鸭舌草各适量，猪七寸一段。

【用法】前三味纳入猪七寸内，两头扎紧，蒸熟服食，每日 1 剂。

【主治】脱肛。

◎ 002

【处方】杜仲 12 克，红花地桃花根 30 克，猪七寸取 5 寸长。

【用法】前二味纳入猪七寸内，两头扎紧，置砂锅内煲至猪七寸烂为度，食猪七寸喝汤，一般服 1 ～ 2 次痊愈。

【主治】脱肛。

◎ 003

【处方】灯笼草适量。

【用法】水煎服，每日 2 ～ 3 次。

【主治】脱肛。

◎ 004

【处方】茶子树蚂蚁窝 1 个。

【用法】烧灰，调茶油涂患处。

【主治】脱肛。

◎ 005

【处方】八角枫、千层纸树皮、红臭牡丹叶各 9 克。

【用法】共捣烂，以淘米水调匀敷患处；如全身发热，用温开水调敷。

【主治】脱肛。

◎ 006

【处方】田螺适量，芭蕉卷心叶 2 张。

【用法】田螺捣烂，以芭蕉叶分两包包好置火中加热，取一包趁热垫坐，另一包水煎服，每日 1 次。

【主治】脱肛。

◎ 007

【处方】千层纸 10 克，蜗牛 2～3 只。

【用法】水煎服，每日 1 剂。

【主治】脱肛。

◎ 008

【处方】活山螺适量。

【用法】活山螺置于干净的盆内，用少许冰片点其头部，使其分泌出黏液，用鹅毛蘸此黏液涂脱出部位，每晚 1 次。

【主治】脱肛。

◎ 009

【处方】猪七寸 1 副（以刀刮净），山螺 5 只。

【用法】加米醋适量共炖服。

【主治】脱肛。

◎ 010

【处方】鲜白花丹根 250 克。

【用法】加水 1300 毫升，煎 90 分钟，取药液 30 毫升内服，余药趁热洗患处。

【主治】脱肛。

◎ 011

【处方】甲鱼头粉适量。

【用法】调茶油涂患处。

【主治】脱肛。

◎ 012

【处方】①胡椒粉 3 克，桂皮 9 克，地榆 30 克，蓖麻根 30 克，猪七寸 1 副；②蓖麻叶、乌龟头各适量。

【用法】方①各药纳入猪七寸内，两头扎紧，加水炖熟，吃肉喝汤，每月 1 剂；方②共捣烂敷头顶。

【主治】脱肛。

◎ 013

【处方】六月雪、杜仲、夜关门、南五味子各 10 克，猪大肠适量。

【用法】炖服，每日 1 剂。

【主治】脱肛。

◎ 014

【处方】杜仲、夜关门、红蓖麻子、饿蚂蟥各 10 克，猪七寸 1 副。

【用法】共炖烂，吃猪七寸喝汤，每日 1 剂。

【主治】脱肛。

◎ 015

【处方】土党参 30 克，千斤拔 30 克，淮山 30 克，升麻 6 克，薏苡仁 30 克。

【用法】水煎服。

【主治】久痢脱肛。

◎ 016

【处方】千斤拔 60 克，五指牛奶根、土党参、冬稔子（干品）各 30 克，猪七寸 90 克。

【用法】共炖烂，一次服完。

【主治】气虚脱肛。

◎ 017

【处方】水瓜皮 18 克，蛇蜕、甲鱼各 6 克。

【用法】煅存性研末，搽肛门，并用蓖麻叶一张烘软后将脱出部分托回，令患者垫坐。

【主治】脱肛。

◎ 018

【处方】红金樱根 30 克，杜仲、马莲鞍各 15 克，猪七寸 1 副。

【用法】炖服，每日 1 剂。

【主治】脱肛。

◎ 019

【处方】水浸木根、水蚕根、红芙蓉根、红牡丹根各 20 ～ 30 克。

【用法】水煎服，每日 1 剂。

【主治】脱肛。

◎ 020

【处方】落地生根、九里明、地桃花、田螺各适量。

【用法】前三味捣烂，用麻叶包好与田螺共煮。吃田螺喝汤，亦可用此汤涂患处。

【主治】脱肛。

◎ 021

【处方】蜗牛 1 只，猪七寸适量。

【用法】蜗牛烧存性，与猪七寸炖服，每日 2 次。

【主治】脱肛。

◎ 022

【处方】臭牡丹根适量，项鸡 1 只（去毛及内脏）。

【用法】将臭牡丹根纳入鸡腹内蒸熟，夫药渣，吃鸡肉喝汤，4～6 次服完，隔日 1 剂。

【主治】脱肛。

◎ 023

【处方】红培子适量。

【用法】水煎洗患处，每日 1 剂。

【主治】脱肛。

◎ 024

【处方】芭蕉皮、芭蕉蒂各 1 个，瘦猪肉 200 克。

【用法】共捣烂炖服。

【主治】脱肛。

◎ 025

【处方】红刺苋菜 60 克，猪大肠 90 克。

【用法】水煎，一次服完。

【主治】久痢脱肛。

◎ 026

【处方】猪七寸一段（约 2 寸长），白矾 30 克。

【用法】将白矾纳入猪七寸内，两头扎紧，水煎服。

【主治】脱肛。

◎ 027

【处方】①乌龟头 3 克。②哥讲令（壮语）、红臭牡丹各适量。

【用法】方①研末，开水冲服，每日 1 次；方②共捣烂，煎水趁热坐浴，药渣敷患处，每日 1～3 次。

【主治】脱肛。

◎ 028

【处方】白矾 15 克，大枣 30 克。

【用法】白矾研末，大枣去核，每次将白矾 1.5 克纳入大枣内吞服，每日 1 次，连用 3 日。

【主治】脱肛。

◎ 029

【处方】红蓖麻叶、果适量。

【用法】共捣烂，调酒煨热敷囟门，同时煲猪大肠吃一两次。

【主治】脱肛。

◎ 030

【处方】蚯蚓 2 条，升麻 4.5 克，猪肉适量。

【用法】蚯蚓洗净捣烂，与升麻、猪肉同蒸服。

【主治】脱肛。

◎ 031

【处方】冰糖、木耳各 500 克。

【用法】共炖，分 2 日服完（不吃其他食物），同时用麻油涂脱出的肛肠并将其托回。另取猪大肠 120 克、胡椒粉 30 克煲食。

【主治】脱肛。

◎ 032

【处方】山上的石螺适量。

【用法】煲米粥食。

【主治】脱肛。

◎ 033

【处方】钩藤 30 克。

【用法】水煎服，取部分药液敷患处，每日 1 剂。

【主治】脱肛。

◎ 034

【处方】金樱子、红蓖麻苗各适量。

【用法】水煎，冲酒服。

【主治】脱肛。

◎ 035

【处方】升麻、荆芥、白芍、尖槟、槐花、川朴、黄芪、党参各适量。

【用法】水煎服。

【主治】脱肛。

◎ 036

【处方】苎麻根适量。

【用法】捣烂,煎水熏洗患处。

【主治】脱肛。

◎ 037

【处方】①乌龟头 10 克,人参 10 克,升麻 10 克,乌梅 10 克,甘草 6 克;②鲜鸡肝 1 块。

【用法】方①水煎服,每日 1 剂;方②捣烂敷患处,再用梧桐叶将脱出的肛管托回。

【主治】脱肛。

◎ 038

【处方】生烟叶 3 张。

【用法】捣烂敷患处,托起脱出的肛管,约几分钟即可缩回。

【主治】脱肛。

◎ 039

【处方】黄花芙蓉根、木贼、杜仲各 15 克,猪七寸一段。

【用法】前三味切碎,纳入猪七寸内加水炖 2 ~ 3 小时,去渣,吃猪七寸喝汤,每日 1 剂。

【主治】脱肛。

◎ 040

【处方】①杜仲、虫牙药、旧木桩(地下部分)各 15 克,升麻 10 克,乌龟头 1 个;②七叶一枝花、红蓖麻根皮各适量。

【用法】方①水煎服,每日 1 剂;方②蓖麻根皮捣烂敷百会穴,七叶一枝花以第二次淘米水磨汁涂患处,每日 2 次。

【主治】脱肛。

◎ 041

【处方】含羞草 30 克,猪大肠 120 克。

【用法】共炖熟,吃大肠喝汤,每日 1 剂。

【主治】脱肛。

◎ 042

【处方】千金藤根适量。

【用法】取 30 克水煎服,再取适量捣烂敷患处。

【主治】脱肛。

◎ 043

【处方】①白矾适量；②七叶一枝花适量；③柠檬树皮 20 克。

【用法】方①水煎洗患处，方②磨酒涂患处，每日各 1 ～ 3 次；方③水煎服，每日 1 剂。

【主治】脱肛。

◎ 044

【处方】水蛭（煅炭）、螺蛳（取水）各适量。

【用法】调匀涂患处。

【主治】脱肛。

第四章

常见乳房疾病

一、北嘻（乳痈）

乳痈是乳房部的一种急性化脓性疾病，相当于现代医学中的急性乳腺炎类。临床特征是初起乳房出现硬胀痛，乳汁不畅，继则肿块增大，红肿热痛，蕴酿成脓，溃后脓出稠厚，伴发热恶寒等全身症状，若处理不当，可形成瘘管。

◎ 001

【处方】上叶下柳、排钱草、麻风树、大蓟、小蓟各适量。

【用法】共捣烂敷患处。

【主治】乳痈。

◎ 002

【处方】鬼针草全草适量。

【用法】捣烂敷患处；或挂在患者的蚊帐顶、房门；或水煎服，每次 9 ～ 12 克，每日 3 次。

【主治】乳痈。

◎ 003

【处方】鲜猫耳朵适量。

【用法】捣烂敷患处，每日 1 次，连用 3 ～ 4 日即愈。

【主治】乳痈。

◎ 004

【处方】节节草适量。

【用法】捣烂敷患处。

【主治】乳痈。

◎ 005

【处方】红毛毡鲜叶适量。

【用法】捣烂敷患处。

【主治】乳痈。

◎ 006

【处方】鲜穿破石根茎叶 150 ～ 250 克。

【用法】水煎服，每日 3 次；或捣烂敷患处，每日换药 1 次。

【主治】乳痈。

◎ 007

【处方】刚出土约 3 厘米的芭蕉根适量。

【用法】捣烂，加酒糟或酒调匀敷患处。

【主治】乳痈。

◎ 008

【处方】鲜红背草适量。

【用法】挂在患者的蚊帐顶或房门。

【主治】乳痈。

◎ 009

【处方】白花丹叶适量。

【用法】捣烂敷患处。

【主治】乳痈。

◎ 010

【处方】五指毛桃适量。

【用法】鲜品捣烂敷患处；干品 15 克水煎服，每日 1 剂，分 3 次服。

【主治】乳痈。

◎ 011

【处方】①金线风、两面针、救必应、十大功劳各适量；②金线风、两面针、救必应、十大功劳、五月坡、鹰不扑各适量；③千斤拔适量。

【用法】方①水煎服，每日 3 次；方②水煎浓缩，加桐油调匀，制成药膏涂患处，每日 3 次；方③在未化脓期用，制成药卷套挂于患者乳房。用药至愈为止。

【主治】乳痈。

◎ 012

【处方】棵浆粘（壮语）、雾水葛鲜叶、干烟叶（未烤过）各适量。

【用法】共捣烂敷患处。

【主治】急性乳痈早期。

◎ 013

【处方】鲜满天星、大米、食盐各适量。

【用法】共捣烂，用海桐皮树叶包好，煨热敷患处，每日1次。

【主治】乳痈。

◎ 014

【处方】鲜白花丹叶适量，糯米少量。

【用法】共捣烂，取指头大一团，用纱布包好，挂于患者乳房上，或放入患侧的口袋内。此药不能直接敷于皮肤上，糯米不能浸水，否则胀痛更甚。

【主治】乳痈。

◎ 015

【处方】鲜鹅不食草适量，糯米少量（浸水）。

【用法】共捣烂敷患处，每日1次。

【主治】乳痈。

◎ 016

【处方】膻中、乳根、阿是穴。

【用法】明火灸，1～2日治疗1次。

【主治】乳痈。

◎ 017

【处方】三指毛桃、破天菜各适量。

【用法】发病初用三指毛桃1把置于患者的蚊帐顶上即可，如病情加重但无伤口者，将该方捣烂取汁搽患处。

【主治】乳痈。

◎ 018

【处方】臭茉莉叶适量。

【用法】捣烂敷患处，每日1次。

【主治】乳痈。

◎ 019

【处方】鲜旋花根适量。

【用法】捣烂敷患处，每日1次。

【主治】乳痈。

◎ 020

【处方】白花丹全草适量。

【用法】切碎后撒在患者的蚊帐顶上，或以布包好挂于患者胸部。

【主治】乳痈。

◎ 021

【处方】落地生根适量。

【用法】捣烂敷患处。

【主治】乳痈。

◎ 022

【处方】鲜一点红适量。

【用法】捣烂敷患处。

【主治】乳痈。

◎ 023

【处方】①牛角片 30 克，胡椒 5 粒（研末）；②罗汉果、金樱叶、金银花叶各适量。

【用法】方①水煎，冲胡椒粉服，每日 1 剂；方②共捣烂敷患处，每日换药 1 次。

【主治】乳痈。

◎ 024

【处方】①柚子叶适量；②水芙蓉根、苦楝皮、筋骨草、白牡丹、雾水葛、大叶仙茅、多花猕猴桃根各适量。

【用法】方①水煎洗患处，每日 1 次；方②各药共捣烂敷患处，每日换药 1 次。

【主治】乳痈。

◎ 025

【处方】蜜蜂草适量。

【用法】捣烂敷患处，每日 1 剂。

【主治】乳痈。

◎ 026

【处方】天花粉 60 克。

【用法】水煎服，每日 1 剂。

【主治】乳痈。

◎ 027

【处方】古羊藤根、土常山、鹰不扑根、相思藤叶、芙蓉叶各适量。

【用法】加酸糟适量、生盐少许共捣烂敷患处，每日换药 1 次。

【主治】急性乳痈。

◎ 028

【处方】象皮木叶、地胆草叶、车前草、刀豆叶、水瓜叶各适量。

【用法】共捣烂敷患处，每日换药1次。

【主治】急性乳痈。

◎ 029

【处方】芒萁芽、木棉花树皮各适量。

【用法】共捣烂敷患处，每日换药1次。

【主治】急性乳痈。

◎ 030

【处方】南瓜叶60克，烟丝10克，黄糖片、猪油各20克。

【用法】共捣烂敷患处，每日换药1次。

【主治】乳痈。

◎ 031

【处方】枇杷叶、菠萝叶心、象皮木、酸粥糟各适量。

【用法】共捣烂敷患处，每日换药1次。

【主治】急性乳痈。

◎ 032

【处方】血参10～15棵。

【用法】捣烂，用黑布包好，挂在患乳对侧胸前。不能将药敷到皮肤上，以免过敏。

【主治】乳痈初起，红肿疼痛。

◎ 033

【处方】羊耳菊1枝。

【用法】放于患者口袋或蚊帐顶，也可放于床底。

【主治】乳痈初起，红肿疼痛。

◎ 034

【处方】鲜白花丹1束。

【用法】挂于乳房旁，每日换药1次。

【主治】乳痈。

◎ 035

【处方】黄花菜根、糯米酒各适量。

【用法】共捣烂，调匀敷患处。

【主治】乳痈。

◎ 036

【处方】鲜满天星、鲜一点红各 10 克。

【用法】共捣烂敷患处，每日换药 3 次。

【主治】乳痈。

◎ 037

【处方】鲜蒲公英叶 5 张。

【用法】放于患者席子下垫睡。

【主治】乳痈。

◎ 038

【处方】小田基黄 20 克，鲜鬼针草 15 克。

【用法】共捣烂敷患处，每日换药 3 次。

【主治】乳痈。

◎ 039

【处方】鲜了哥王叶适量。

【用法】先在患处拔火罐，半小时后取上药捣烂敷患处。

【主治】乳痈。

◎ 040

【处方】万年青 1 株，浮萍须 1 团，生盐少许。

【用法】共捣烂敷患处。

【主治】乳痈。

◎ 041

【处方】龙船花或豆豉菜适量。

【用法】捣烂敷患处，每日换药 1 次。

【主治】乳痈。

◎ 042

【处方】地稔根、饿蚂蝗适量。

【用法】共捣烂，以纱布包好，挂于患侧衣角上。

【主治】急性乳痈。

◎ 043

【处方】象皮木叶、芙蓉树叶、两面针根、鹰不扑根、酸粥糟各适量。

【用法】共捣烂敷患处。

【主治】急性乳痈。

◎ 044

【处方】多花猕猴桃适量。

【用法】先用陶针微刺患处，再拔火罐吸出污血，最后用本方捣烂敷患处，每日 1 次。

【主治】乳痈。

◎ 045

【处方】铁扫把 30 克。

【用法】切碎，用沸水 200 毫升浸泡 20 分钟，取药液 120 毫升，分早晚 2 次服完，余药搽患处数次。每日 1 剂。

【主治】乳痈。

◎ 046

【处方】一支箭、蒲公英、连翘、露蜂房、甘草各 12 克。

【用法】水煎服，每日 1 剂，药渣捣烂热敷患处。

【主治】乳痈。

◎ 047

【处方】铁扫把适量。

【用法】挂于患者胸部或房门。

【主治】乳痈。

◎ 048

【处方】①鲜曼陀罗叶、鲜水瓜叶、鲜万应草、鲜野苋菜、鲜芭蕉根、鲜地龙、朴硝各 15 克，冰片 3 克；②黄豆、绿豆各 20 克，红糖适量。

【用法】方①共捣烂敷患处，每日换药 1 次；方②加水适量煮烂，分早晚 2 次服完，每日 1 剂。

【主治】乳痈。

◎ 049

【处方】鲜车前草、鲜西红柿叶各 60 克。

【用法】共捣烂，加少许醋炒热敷患处，每日换药 1 次。

【主治】乳痈。

◎ 050

【处方】羊耳菊叶适量，食盐少许。

【用法】共捣烂敷患处，每日换药 1 次。

【主治】乳痈。

◎ 051

【处方】鲜芭蕉芽、鲜茅瓜各 30 克。

【用法】共捣烂敷患处，每日换药 1 次。

【主治】乳痈。

◎ 052

【处方】五指毛桃根皮 30 克。

【用法】水煎服，每日 1 剂。另取鲜品适量，令患者挟于腋下或挂于胸前。

【主治】乳痈。

◎ 053

【处方】金银花 60 克，鱼腥草 90 克。

【用法】水煎服，每日 1 剂。另用鱼腥草、食盐各适量捣烂敷患处，每日换药 1 次。

【主治】乳痈。

◎ 054

【处方】鹰不扑根、酸粥糟各适量。

【用法】共捣烂敷患处，每日换药 1 次。

【主治】乳痈。

◎ 055

【处方】隔山应适量。

【用法】搓软，挂于患侧衣角。

【主治】急性乳痈（化脓者无效）。

◎ 056

【处方】小蓟根藤、三七各适量。

【用法】共捣烂，加酒精调匀搽患处，每日 1 次。

【主治】急性乳痈。

◎ 057

【处方】狗脚迹叶适量。

【用法】搓软，置火上烤热，调适量酒，挟于患侧腋窝下，每日 1 ～ 2 次。

【主治】急性乳痈。

◎ 058

【处方】卜芥适量。

【用法】卜芥一块，去皮，切成两份，一份置火中烤熟，一份生用，共磨醋，以棉签蘸药液涂搽患处，每日数次。

【主治】急性乳痈。

◎ 059

【处方】田螺 7 只，生毛蟹 2 只，炙甘草、蒲公英、鹰不扑、木鳖瓜各 60 克，木菠萝叶、奶根草各 30 克。

【用法】共捣烂敷患处，每日 1 剂。

【主治】奶疮。

◎ 060

【处方】假烟叶、苎麻根各适量。

【用法】共捣烂敷患处，每日 1 剂。

【主治】奶疮。

◎ 061

【处方】露蜂房（取有蛹的）1 个，雄鼠屎、青皮各 15 克，苦楝根 9 克。

【用法】苦楝根用瓦焙干，与余药共研末，开水调敷患处。忌食鱼虾及煎炒之品。

【主治】乳痈。

◎ 062

【处方】白龙船、路边青、米酒各适量。

【用法】共捣烂，以酒调匀敷患处。

【主治】乳疮。

◎ 063

【处方】鲜胭脂花根适量。

【用法】捣烂，加酒糟炒热敷患处，已化脓者留口敷周围，每日换药 1 次。

【主治】乳痈，深部脓肿。

◎ 064

【处方】七叶一枝花适量。

【用法】捣烂敷患处，每日换药 1 次。

【主治】乳疮。

◎ 065

【处方】熊胆木叶、酒糟各适量。

【用法】共捣烂敷患处。

【主治】乳疮。

◎ 066

【处方】榕树嫩叶一握，酒糟一杯，冰片少许。

【用法】榕树叶捣烂，与酒糟调匀煨热，再加入冰片敷患处。

【主治】乳痈。

◎ 067

【处方】鲜蒲公英适量。

【用法】捣烂，冲适量米双酒服；药渣敷患处，每日 1 ～ 2 次。忌食鱼虾及燥热食品。

【主治】乳痈初起，红肿疼痛。

◎ 068

【处方】坐地娘、雷公根、苦苋菜、酒糟各适量。

【用法】共捣烂敷患处。

【主治】乳疮。

◎ 069

【处方】柴胡 9 克，冰片 0.2 克，细辛 3 克，木瓜、仙人掌各 9 克，朴硝 3 克。

【用法】共捣烂敷患处。

【主治】乳疮。

◎ 070

【处方】鲜野花生、鲜水麻叶适量。

【用法】共捣烂，与酒糟调匀敷患处。

【主治】乳痈。

◎ 071

【处方】鲜倒刺草适量。

【用法】将药挂于患者的内衣里。

【主治】乳痈。

◎ 072

【处方】白背叶 1 束。

【用法】挂于患者胸前，或垫于肿块下。

【主治】乳痈。

◎ 073

【处方】鲜牛奶木嫩叶适量。

【用法】用火烤热敷患处，已溃者另取适量水煎洗患处。

【主治】乳痈。

◎ 074

【处方】鲜蒲公英（全草）30克。

【用法】在患侧乳头四周按"十"字各行灯火灸1次，共灸4次，再将鲜蒲公英捣烂敷患处。

【主治】乳疮。

◎ 075

【处方】老陈皮适量。

【用法】水煎洗患处。

【主治】乳痈。

◎ 076

【处方】鲜白花丹叶适量。

【用法】将药挂于患者房门平脚处，或用鼻子闻药。

【主治】乳痈。

◎ 077

【处方】鲜土铁凉伞叶（上莲下柳）适量。

【用法】烘热搽患处，并水煎洗患处。

【主治】乳痈。

◎ 078

【处方】盐芙木适量。

【用法】水煎冲酒服。

【主治】乳疮。

◎ 079

【处方】田朴菜120克，酒糟适量。

【用法】共捣烂，调匀敷患处。

【主治】乳疮。

◎ 080

【处方】白背叶120克。

【用法】水煎，一半内服，一半外洗。

【主治】乳痈。

◎ 081

【处方】木芙蓉根（去表皮）15克。

【用法】加酒一杯共煎服。

【主治】乳痈。

◎ 082

【处方】牛奶树叶 250 克，牛耳朵木叶 500 克。

【用法】水煎服，另用牛耳朵木叶浸醋敷患处。

【主治】乳痈。

◎ 083

【处方】鹰不扑根适量，酒糟 1 杯。

【用法】共捣烂敷患处。

【主治】乳痈。

◎ 084

【处方】野芹菜适量。

【用法】挂于乳房旁边，每日换药 1 次。

【主治】奶疮。

◎ 085

【处方】白花蛇舌草适量。

【用法】捣烂敷患处，每日换药 1 ～ 2 次。

【主治】奶疮。

◎ 086

【处方】草鞋根适量。

【用法】捣烂敷患处，每日 1 剂。

【主治】奶疮。

◎ 087

【处方】响铃草一株。

【用法】将药挂于患者卧室门框。

【主治】乳痈。

◎ 088

【处方】大叶饿蚂蝗叶适量。

【用法】将药放于患者衣袋内，左乳痛放右袋，右乳痛放左袋。

【主治】乳痈。

◎ 089

【处方】瓜子菜 60 克，山慈菇 15 克，犁头草 60 克，黄糖 15 克。

【用法】共捣烂敷患处，每日换药 2 次。忌食辛燥食物。

【主治】乳痈初起，红肿疼痛。

◎ 090

【处方】饭团根适量。

【用法】捣烂，与第二道淘米水少许调匀敷患处。

【主治】乳痈初起，红肿疼痛。

◎ 091

【处方】小芙蓉叶 30 克，黄糖 9 克，酸禾木（去心及表皮）120 克。

【用法】共捣烂，用菜叶包好煨热敷患处。忌食热毒食物。

【主治】乳痈初起，局部红肿疼痛。

◎ 092

【处方】鲜三月泡根 60 克。

【用法】捣烂，加米双酒浓煎搽患处，药渣敷患处，每日 2 ～ 3 次。

【主治】乳痈初起。

◎ 093

【处方】生天南星、浙贝母、黄柏、天花粉、生川乌、生草乌、白芷各 3 克，田七 6 克，大黄 9 克，麝香、冰片各 0.3 克。

【用法】共研细末，以茶油或猪胆汁调匀搽患处。

【主治】乳头疮。

二、其他乳房疾病

其他常见的乳房疾病还有乳疖（范围小，3 厘米左右）、贫哎（乳癌）、乳病（乳房异常发育症）等。

◎ 001

【处方】熟地黄 30 克，鹿胶 9 克，肉桂、甘草各 3 克，炮姜、麻黄各 1.5 克。

【用法】水煎冲酒服，禁房事。

【主治】乳岩失荣、石疽恶疮流注、瘰疬等。

◎ 002

【处方】糖梨木芯适量。

【用法】捣烂，加米醋炒热敷患处。

【主治】乳疖初起。

◎ 003

【处方】牛皮胶、连须葱头各 30 克。

【用法】牛皮胶烊化，葱头捣烂，一药和匀敷患处。

【主治】乳疖初起。

◎ 004

【处方】桐油木叶适量。

【用法】捣烂敷患处。

【主治】妇人乳房胀痛。

◎ 005

【处方】赤小豆、五倍子、白及、天南星各 9 克。

【用法】共研末，用米醋调匀搽患处，每日 3 次。

【主治】小儿乳疬。

第五章

常见蛇虫咬伤

一、额哈（毒蛇咬伤）

壮族聚居地区处于亚热带，蛇虫众多，人们在田间地头劳作时，被蛇虫咬伤的事件时有发生。被蛇咬伤，尤其是被毒蛇咬伤后，可发生一系列中毒症状，若抢救不及时，可导致死亡。我国的毒蛇有近 50 种，在南方壮族聚居地区能致人死亡的毒蛇有十多种，主要有神经毒类，如金环蛇、银环蛇、海蛇；血循毒类，如尖吻蝮、竹叶青、蝰蛇、烙铁头蛇；混合毒类，如眼镜蛇、眼镜王蛇、蝮蛇。

（一）毒蛇咬伤

毒蛇咬伤一般都有较粗大而深的牙痕，局部伤口常有不同程度的疼痛或麻木、蚁走感，局部肿胀有发展趋势，可致附近淋巴结肿大，或出血不止，或有水疱、血疱形成。严重者可出现吞咽困难、不能言语、瞳孔放大、抽搐休克以致昏迷，常因呼吸麻痹、循环衰竭、心跳停止、肾功能衰竭而死亡。

被毒蛇咬伤后，宜就地急救，早期结扎、冲洗伤口、扩创排毒以防蛇毒走散。关键是尽早注射抗蛇毒血清，同时可以配合其他急救措施。壮族民间用草药防治毒蛇咬伤有丰富的经验。

◎ 001

【处方】盘蛇莲、一点血各 30 克，八角莲、一块瓦、马兜铃、隔山消、护心胆、徐长卿各 15 克，小叉虎、老龙须各 9 克。

【用法】共研细末，每次服 0.9 ～ 1.5 克，伤重者每半小时服 1 次，轻者每小时服 1 次，至愈为止。忌烟酒。

【主治】毒蛇咬伤。

◎ 002

【处方】乌头、蛇总管、细辛各 9 克，雄黄 6 克，金银花 3 克。

【用法】前二味捣烂敷伤口，后三味研末冲开水服，3 日内忌食羊肉。

【主治】毒蛇咬伤。

◎ 003

【处方】盘蛇莲、半边莲、独角莲各 6 克，万丈龙、一点血、山豆根各 15 克，一块瓦、开口箭各 3 克。

【用法】水煎服，每次煎沸 5 分钟即可。

【主治】毒蛇咬伤。

◎ 004

【处方】蜈蚣七、护心胆各 9 克，八角莲、独角莲、三叉虎各 6 克，一点血、一块瓦、万丈龙各 2 克。

【用法】共研末，每次服 3.0 ～ 4.5 克，伤重者每日服 6 次。同时取上方一半加白芷、收山虎、金狗胆各 9 克，共捣烂敷伤口周围。

【主治】毒蛇咬伤。

◎ 005

【处方】七叶一枝花 30 克，金耳环、通城虎各 15 克，北细辛 6 克。

【用法】共研末，以开水 500 毫升、米双酒少许浸泡出味，分 4 次服，并用药渣从近心端往伤口方向搽。

【主治】毒蛇咬伤。

◎ 006

【处方】老虎耳根、一枝黄花、狗脚迹各等份，三花酒适量。

【用法】晒干，共研末，药末与三花酒按 1 ∶ 5 的比例配制药酒，每次服 30 ～ 60 毫升，每小时服 1 次，连服 2 ～ 3 次，同时取少许药渣敷伤口周围。

【主治】毒蛇咬伤。

◎ 007

【处方】鲜千星里、鲜香草根、鲜黄花根各适量。

【用法】共捣烂，用酒浸出味，自上而下搽患处。

【主治】毒蛇咬伤。

◎ 008

【处方】①独角莲、八角莲、燕子尾、花椒各 6 克，椿芽、白皮、万丈龙各 9 克，一块瓦 3 克；②石菖蒲、乌桕树、海桐皮各适量。

【用法】方①水煎，饭前服；方②水煎洗患处。

【主治】毒蛇咬伤。

◎ 009

【处方】①独角莲、山豆根、八角莲、椿芽、白皮、燕子尾、花椒各 6 克，一块瓦 3 克，万丈龙 9 克；②乌桕树根适量；③瓜子莲适量。

【用法】方①水煎沸 5 分钟，饭前服，每隔 6 小时服 1 剂；方②水煎洗伤口；方③捣烂敷伤口。

【主治】毒蛇咬伤。

◎ 010

【处方】独角莲、七星莲、八角莲、燕子尾、花椒、万丈龙、半边莲各 6 克，椿芽苗 9 克，一块瓦 3 克。

【用法】水煎沸 5 分钟，饭前服，每隔 6 小时服 1 剂。毒甚者加瓜子莲 6 克、隔山消 9 克，口内出血起鳞者加南瓜子 9 克。

【主治】毒蛇咬伤。

◎ 011

【处方】半边莲、田基黄、红乌桕木各 30 克，寮刁竹 240 克。

【用法】共捣烂，以水、酒煎服。另用药渣自上而下搽伤口，并敷伤口周围。

【主治】毒蛇咬伤。

◎ 012

【处方】田基黄、牛柑叶、细叶荆芥、乌桕叶各等份。

【用法】晒干，酒煎服；药渣敷伤口周围。

【主治】毒蛇咬伤。

◎ 013

【处方】崩大碗、假花生叶各等份，雄黄 1.5 克。

【用法】前两味共捣烂，加三花酒适量，与雄黄拌匀敷伤口周围。

【主治】毒蛇咬伤。

◎ 014

【处方】①牛大力、独脚黄茅、屈头鸡、威灵仙、生半夏、落地金钱、蛇利草各适量；②威灵仙、制半夏各 15 克。

【用法】方①共捣烂，调酒搽患处；方②水煎兑酒服，牙关紧闭、病情严重者加扁蓄 9 克，再冲少许麝香服。

【主治】蛇伤不肿。

◎ 015

【处方】茶辣叶、乌桕叶各 30 克，烟叶 15 克。

【用法】共捣烂，加淘米水拌匀敷伤口，连用 3 次。

【主治】毒蛇咬伤。

◎ 016

【处方】①搜山虎果 15 克，护心胆 3 克；②生大黄、生天南星、乌桕根各 30 克，半夏、透骨消各 3 克。

【用法】方①水煎服，方②共捣烂敷伤口。

【主治】毒蛇咬伤。

◎ 017

【处方】①田基黄、独角莲、九龙子、瓜子莲、开口箭、穿心草、蜈蚣七、万丈龙各等份；②柜木叶、倒挂莲、开口箭适量。

【用法】方①共研末，每次 15 克，三花酒送服；方②煎水熏洗伤口。

【主治】毒蛇咬伤。

◎ 018

【处方】雄黄、白芷、苍术、麝香各适量。

【用法】共研末，摊于青布上卷成药条，灸患处。

【主治】毒蛇咬伤。

◎ 019

【处方】①老君须、五味莲各 30 克，山慈菇 15 克，细辛 3 克，青木香 9 克；②半边莲适量。

【用法】方①捣烂，以适量酒浸泡，一半内服，一半搽伤口周围；方②水煎洗伤口。

【主治】毒蛇咬伤。

◎ 020

【处方】杠板归、小水草、白花草、石菖蒲、四方草、大水草各 80 克。

【用法】用淘米水泡洗后捣烂，自上而下搽洗伤口。

【主治】毒蛇咬伤。

◎ 021

【处方】乌桕叶、泽兰、王不留行、万丈龙、一块瓦、山豆根各等份。

【用法】水煎洗伤口。

【主治】毒蛇咬伤。

◎ 022

【处方】草谷根、漆木二层皮各适量，木虱 10 只。

【用法】木虱捣烂，用前二味水煎冲服。

【主治】毒蛇咬伤。

◎ 023

【处方】红漆木、盐肤木、挖不尽、满天星、山半边莲、通城虎各 30 克，两面青 21 克，独脚乌桕 45 克，六耳铃 9 克，气草 1.5 克，山慈菇 15 克，木患子 45 克，土白前 15 克，双飞蝴蝶 3 克。

【用法】共研末制丸，或水煎冲酒服一半，另一半自上而下搽伤口周围。

【主治】毒蛇咬伤，毒（神经性毒）入骨。

◎ 024

【处方】六月雪、虫牙药、元宝草各适量。

【用法】捣烂取汁，冲凉开水 1～2 碗服，药渣敷伤口周围。吐血、鼻出血者，另用瓜子莲 3 条、寮刁竹 2 条蒸酒服。

【主治】毒蛇咬伤。

◎ 025

【处方】大田基黄、元宝草、珍珠草各 90 克。

【用法】捣烂取汁，冲凉开水适量，兑 60 毫升酒服，药渣敷伤口周围。

【主治】毒蛇咬伤。

◎ 026

【处方】满山香、独脚乌桕、马钱子各适量。

【用法】磨酒搽伤口周围。

【主治】毒蛇咬伤。

◎ 027

【处方】田基黄 30 克，乌桕叶 12 克，硫黄 15 克。

【用法】一部分水煎洗患处，一部分捣烂敷伤口周围。

【主治】毒蛇咬伤。

◎ 028

【处方】六耳铃、路边青、红乌桕苗各等份。

【用法】捣烂，用酒调匀，一半内服，一半敷伤口。

【主治】毒蛇咬伤。

◎ 029

【处方】雄黄末、七叶一枝花各 10 克，活蜈蚣 2 条，三花酒 500 毫升。

【用法】浸泡 7 日备用，每次服 30～60 毫升，每隔 1～2 小时服 1 次，直至症状缓解。

【主治】毒蛇咬伤。

◎ 030

【处方】鲜叶下珠、飞天蜈蚣、元宝草、小田基黄、犁头草各适量。

【用法】共捣烂敷伤口周围，每日换药1次。

【主治】毒蛇咬伤。

◎ 031

【处方】三叉苦叶适量。

【用法】上旬被蛇咬伤采上部叶，中旬被蛇咬伤采中部叶，下旬被蛇咬伤采下部叶。捣烂取汁，以糯米水冲服，药渣敷伤口周围，敷药前伤口先放血。

【主治】毒蛇咬伤。

◎ 032

【处方】椿树芽、黑心姜、卜芥、土半夏、万寿菊、寮刁竹各15克。

【用法】用米双酒浸泡7日，酒没过药面，取上清液2毫升在肿胀的伤口上方肌注或外搽，同时服3～5毫升，每日2～3次。昏迷不醒者用开水泡百马站30克，取汁灌服。

【主治】毒蛇咬伤。

◎ 033

【处方】无患子内白皮、红乌柏叶各30克。

【用法】研末，以三花酒500毫升浸泡7日备用，每次服10～20毫升，每日2～3次；同时搽伤口周围。

【主治】毒蛇咬伤。

◎ 034

【处方】逍遥竹、金锁匙、蛇总管、鲜灯盏菜各30克。

【用法】共捣烂，敷伤口周围。

【主治】毒蛇咬伤，全身痛胀发冷。

◎ 035

【处方】①铁芭芒苗、吊煤灰各15克，野青烟草30克；②野花生（全草）30克。

【用法】用磁片刮破患者囟门处，挤出少量血，取方①捣烂外敷，并在伤处针刺放血排毒。方②水煎服。

【主治】毒蛇咬伤。

◎ 036

【处方】鲜青蒿、海桐皮、半边莲、八角莲、黄山榕木、乌柏木皮各适量。

【用法】共研末，酒煎取汁，先取部分内服，再取部分自上而下搽，忌搽伤口。

【主治】毒蛇咬伤。

◎ 037

【处方】仇人不见面、八月花、野胡椒根、生半夏各适量。

【用法】磨酒，部分内服，部分外搽。

【主治】毒蛇咬伤。

◎ 038

【处方】鲜蛇头草 1 抓，大蒜 2 粒。

【用法】先将大蒜嚼烂慢慢咽下，再将鲜蛇头草捣烂敷伤口周围。

【主治】毒蛇咬伤。

◎ 039

【处方】①叶两面红草、七心蛇头草各适量；②三总苋、一枝黄花各适量。

【用法】方①捣烂，泡水取汁服，药渣敷伤口周围，每日 1 剂；方②水煎洗伤口，每日 1 剂。

【主治】毒蛇咬伤。

◎ 040

【处方】鲜野半夏根、鲜野半夏叶、乌桕根、千层楼各适量。

【用法】水煎取汁 1 ～ 2 碗服；若腹泻，再取水蜈蚣 15 克浸酒，一半内服，一半搽伤口，伤口流出血水后再用苍耳草捣烂敷。

【主治】毒蛇咬伤。

◎ 041

【处方】瓜子莲 15 克，猫儿草 500 克，凤尾草 30 克，三花酒 60 毫升。

【用法】毒蛇咬伤时，先嚼服瓜子莲 6 克，隔数小时再服 9 克，同时用猫儿草水煎洗伤口，用水和三花酒煎凤尾草服。

【主治】毒蛇咬伤。

◎ 042

【处方】无患子根 12 克，算盘子根、节节花各 120 克。

【用法】水煎冲酒服。

【主治】毒蛇咬伤。

◎ 043

【处方】飞天蜈蚣、穿云箭、七星剑各适量。

【用法】共研末，取部分冲米酒服，另一部分加冰片、樟脑粉各适量调匀敷伤口。

【主治】毒蛇咬伤。

◎ 044

【处方】狗屎木的第三层树皮适量。

【用法】捣烂绞汁一杯，加热服，药渣敷伤口，每日 1 剂。

【主治】毒蛇咬伤。

◎ 045

【处方】苦荬菜、一枝箭、九龙盘、六月青各适量。

【用法】先用独蒜头、细辛、雄黄各适量嚼烂，咽下少许，其余含口中吸吮伤口后立即吐出。若伤口闭塞则用小刀划开，使毒液排出，然后将上药捣烂敷伤口，每日换药 1 次。

【主治】毒蛇咬伤。

◎ 046

【处方】大力王根、六耳玲根、六月雪根、八里麻根、大罗伞根各适量。

【用法】共捣烂，加淘米水浸泡，先服 1 碗，再用药汁自上而下搽伤口，药渣敷伤口，每日 1 次。

【主治】毒蛇咬伤。

◎ 047

【处方】大田基黄、小田基黄、大半边莲、小半边莲、寮刁竹、七叶一枝花、马尾青各适量。

【用法】共捣烂敷伤口上部，另取寮刁竹适量浸酒服。

【主治】毒蛇咬伤。

◎ 048

【处方】半边莲、半夏、石韦、飞扬草、七叶一枝花、八角莲、细辛、木满天星、寮刁竹、狗脚迹、穿心莲、天文草各适量。

【用法】共捣烂敷伤口周围，每日换药 1 次。

【主治】毒蛇咬伤。

◎ 049

【处方】金耳环、金银花藤、六月雪、盐肤木各 10 克。

【用法】水煎服，每日 1 剂；再用本方加野茶叶适量水煎洗患处。

【主治】毒蛇咬伤。

◎ 050

【处方】上山虎、七枝莲、飞天蜈蚣各 9 ～ 12 克，两面针 6 克，山豆根 9 克。

【用法】水煎服，每日 1 剂；亦可浸酒搽患处，严重者可加入八百力叶 1 张。

【主治】毒蛇咬伤。

◎ 051

【处方】①七枝莲、八角莲各适量；②盐肤木、两面针、六月雪各适量。

【用法】方①取部分浸酒搽伤口周围；另一部分研末，每次用米酒送服 6 ～ 9 克，每日 3 ～ 4 次。方②水煎洗患处。

【主治】毒蛇咬伤。

◎ 052

【处方】①山慈菇、八角莲各适量；②寮刁竹 30 克，蜈蚣 3 条，七枝莲 30 克。

【用法】方①捣烂敷头顶；方②以米酒 500 毫升浸泡，每次服小半杯，每日 2 ～ 3 次。

【主治】毒蛇咬伤。

◎ 053

【处方】飞天蜈蚣、地蜈蚣、大叶蛇总管、半边莲、救必应、杠板归、大叶人字草、乌桕叶各 10 克。

【用法】水煎，分 2 次服，每日 1 剂；另取上方鲜品各适量加犁头草、半夏、鲜三叶半夏共捣烂敷伤口。

【主治】毒蛇咬伤。

◎ 054

【处方】①瓜子莲、兰花根、犁头草各适量；②金线风、七枝莲、两面针各适量。

【用法】方①嚼碎敷伤口周围；方②水煎，分 3 次服，每日 1 剂。

【主治】毒蛇咬伤。

◎ 055

【处方】黄花草、小田基黄各适量，山慈菇 30 克。

【用法】前二味水煎服，山慈菇捣烂敷伤口周围，每日换药 1 次。

【主治】毒蛇咬伤。

◎ 056

【处方】大叶半边莲、小田基黄、七叶一枝花各适量。

【用法】共捣烂敷伤口，每日 1 剂。

【主治】毒蛇咬伤。

◎ 057

【处方】雄黄 2 克，蜈蚣 3 条，吴茱萸 6 克，红乌桕叶、白饭树叶、山芭蕉叶、猪葡萄叶各 60 克。

【用法】水煎，分 3 次服；另取牛尾树叶适量水煎洗伤口，伤口溃烂者，则以仙人掌捣烂敷伤口周围，每日换药 1 次。

【主治】毒蛇咬伤。

◎ 058

【处方】蓝花草、鱼骨草、节节花、叶叶花、鲜奶根、金杯银盏、小田基黄、红袍将军、鲜挖耳瓢各适量。

【用法】共捣烂，用三花酒浸泡 7 日，每次服 30 ～ 50 毫升，每日 3 次；同时自伤口上端往下反复搽，每日 2 次。

【主治】毒蛇咬伤。

◎ 059

【处方】田基黄、一块瓦、七枝莲、山香橼各适量。

【用法】共捣烂，调酒取汁服，药渣敷伤口周围，每日 1 剂。

【主治】毒蛇咬伤。

◎ 060

【处方】七叶一枝花、八角莲、寮刁竹各 6 克，雄黄 1 克，八百力适量。

【用法】前四味水煎服，八百力磨酒搽伤口周围，每日 1 剂。

【主治】毒蛇咬伤。

◎ 061

【处方】洗手果根、香橼根、山豆根各适量。

【用法】切片，以 60 度酒浸泡 3 日，每次服 15 毫升，每日 2 次，并用药酒自上而下搽伤口周围数次。

【主治】毒蛇咬伤。

◎ 062

【处方】莲子草适量。

【用法】捣烂，敷伤口周围，每日换药 1 次。

【主治】毒蛇咬伤。

◎ 063

【处方】寮刁竹、两面针、七枝莲、一枝黄花各适量。

【用法】浸酒服，并搽患处。

【主治】毒蛇咬伤。

◎ 064

【处方】①鲜半边莲 120 克；②半边莲、一枝箭、一枝黄花、七枝莲、田基黄、独脚乌桕、山总管、穿心莲、瓜子金、半枝莲各适量。

【用法】方①捣烂，调淘米水服；方②共捣烂，浸酒取汁服，药渣敷伤口周围，每日 1 剂。

【主治】毒蛇咬伤。

◎ 065

【处方】半边莲、山慈菇、马鞭草、青木香、七叶莲、两面针、金线风、九节茶、寮刁竹、八角莲、一炉香、一支箭各适量。

【用法】水煎，分 3 次服，每日 1 剂。

【主治】毒蛇咬伤。

◎ 066

【处方】①鲜穿心莲叶适量；②卜芥 60 克。

【用法】方①嚼服或水煎服，方②捣烂敷伤口周围。

【主治】毒蛇咬伤。

◎ 067

【处方】①一炉香适量；②马鞭草、油草、杠板归、金银花、青藤、乌桕、鲜白毛树适量。

【用法】方①用 250 毫升酒煎，分 2 次服，并取部分药液搽伤口周围；方②共捣烂敷伤口周围。

【主治】毒蛇咬伤。

◎ 068

【处方】一点红、半夏、金耳环、天南星、山豆根、千里光、粪箕笃各适量。

【用法】共捣烂敷伤口，亦可水煎洗伤口，每日 1 剂。

【主治】毒蛇咬伤。

◎ 069

【处方】①半边莲、望江南各 15 克，虾钳草 30 克；②半边莲、半枝莲各适量；③半边莲、半边旗、半枝莲、虾钳草、土黄柏皮、望江南各适量。

【用法】先用方①捣烂冲酒服，再用方②捣烂调酒搽伤口，最后用方③捣烂拌酒敷伤口周围。

【主治】毒蛇咬伤。

◎ 070

【处方】鲜篱笆草芯 30 克，鲜红乌桕、鲜蛇头王、鲜马莲鞍各 60 克，鲜种三钱适量。

【用法】共捣烂，调淘米水取汁服，药渣敷伤口。

【主治】毒蛇咬伤。

◎ 071

【处方】六耳铃、茜草、田基黄、马莲鞍各 15 克，铁扫把、粪箕笃各 30 克。

【用法】共捣烂，调米泔水敷伤口。

【主治】毒蛇咬伤。

◎ 072

【处方】狗仔花、马楝花、木箕佗叶各 30 克，鸭脚木叶 90 克。

【用法】共捣烂，调米泔水敷伤口，病情重者加旱莲草 60 克。

【主治】毒蛇咬伤。

◎ 073

【处方】鲜马莲鞍、鲜百解藤、鲜熊胆树皮、鲜千年健、鲜黑鱼胆、鲜木香、鲜胶木皮各 90 克，鲜洗手果、鲜半边莲、鲜两面针、鲜地桃花根、鲜了哥王、鲜老虎蒙各 60 克，鲜一点血 30 克。

【用法】晒干，以酒浸泡 2 个月备用，每次服 10～15 毫升，每日 2～3 次。

【主治】毒蛇咬伤。

◎ 074

【处方】鲜半边莲、鲜扣膜黑各 30 克，鲜一枝箭 15 克。

【用法】共捣烂，加淘米水调匀敷伤口。

【主治】毒蛇咬伤。

◎ 075

【处方】火柴木叶、洗手果、云香竹、鲜红乌桕叶各 60 克。

【用法】共捣烂，调淘米水敷伤口周围。

【主治】毒蛇咬伤。

◎ 076

【处方】大叶半边莲 150 克，猪屎豆、南蛇藤苗、枧木根、鲜茜草各 30 克。

【用法】共捣烂，调淘米水敷伤口。

【主治】毒蛇咬伤。

◎ 077

【处方】三十六根、七叶一枝花、穿花针各 15 克。

【用法】切碎，以 95％酒精 500 毫升浸泡备用。若咬伤上肢前臂或下肢小腿处，用药棉蘸药水自上而下搽，勿搽伤口。

【主治】毒蛇咬伤。

◎ 078

【处方】一支箭、漆木叶、半边莲各 15 克，红柏木、白柏木、硫黄各 30 克，丝瓜子 6 克，七叶一枝花、穿心莲各 9 克。

【用法】先用温盐水外洗伤口，然后将药捣烂，加酒炒热敷伤口周围。如昏迷不醒，可灌服药汁一匙。

【主治】毒蛇咬伤。

◎ 079

【处方】鲜减风山、鲜石粟、鲜拍蕨于木各 30 克。

【用法】共捣烂，以酒炒热敷伤口周围。

【主治】毒蛇咬伤。

◎ 080

【处方】飞天蜈蚣适量。

【用法】水煎服，每日 1 剂；或捣烂敷伤口。

【主治】毒蛇咬伤。

◎ 081

【处方】苍耳草、荔枝嫩苗、桃仁、红乌柏叶、马连鞍根、含羞草各适量。

【用法】共捣烂敷伤口周围，每 24 小时换药 1 次。

【主治】毒蛇咬伤。

◎ 082

【处方】半边莲、红乌柏叶、韩信草、小叶紫背金牛、金钱草各适量。

【用法】共焙干研末，每次服一匙，开水冲服，每日 3 次。

【主治】毒蛇咬伤。

◎ 083

【处方】鲜地胆草叶、鲜秤钩藤叶各适量。

【用法】捣烂取汁，兑淘米水服，每次服 1 ～ 2 口，每日 3 ～ 5 次；药渣敷伤口周围，每日换药 1 ～ 2 次。

【主治】毒蛇咬伤。

◎ 084

【处方】独角莲、半边莲、半枝莲、一支箭、蛇总管、一枝黄花、八角莲、一块瓦、金不换、白花蛇舌草、穿心莲、四块瓦、小叶田基黄、元宝草、金钱草、草鞋根、蒲公英、大蓟根、金银花、虎杖根、吴茱萸、川贝母、乳香、紫苏叶、威灵仙、黄柏、雄黄、黄芩、白芷、青木香、两面针、甘草、五灵脂各 9 克，桂枝、细辛各 6 克，川芎 12 克。

【用法】以白酒 3000 毫升浸泡 1 个月，每次服 50～100 毫升；并从上而下搽伤口周围。

【主治】毒伤咬伤。

◎ 085

【处方】牛尾树、灯笼草、乌桕叶、竹子衣、烟油、马尾松针嫩叶各适量。

【用法】共捣烂绞汁服，洗净伤口后用药渣敷伤口四周。

【主治】毒蛇咬伤。

◎ 086

【处方】珍珠盖凉伞、威灵仙各适量。

【用法】含在口中让口水流出，并用叶子捣烂敷伤口四周。

【主治】毒蛇咬伤。

◎ 087

【处方】土半夏、石韦、飞扬草、七枝莲、八角莲、细辛木、满天星、寮刁竹、狗脚迹、穿心莲、天文草各适量。

【用法】共捣烂敷伤口周围。

【主治】毒蛇咬伤。

◎ 088

【处方】①鸭仔菜适量，鸡蛋 1 个（取蛋清）；②半边莲适量；③乌桕叶 90～120 克。

【用法】方①捣烂敷伤口周围；方②捣烂取汁，兑开水服，药渣敷伤口周围；方③捣烂取汁，兑水服，每日 1 剂。

【主治】毒蛇咬伤。

◎ 089

【处方】大力王、蜈蚣油（将活蜈蚣放入生茶油内浸泡即成）适量。

【用法】大力王嚼烂敷头顶，蜈蚣油涂伤口四周，每日 1～2 次。

【主治】毒蛇咬伤。

◎ 090

【处方】七叶一枝花、金不换、金锁匙、茶辣、黄花草各适量。

【用法】共捣烂,调酒敷伤口,每日换药 1 次。

【主治】毒蛇咬伤。

◎ 091

【处方】①田基黄、焦山枝、水瓜根、一枝黄花各适量;②金不换、半边莲、一枝黄花、假猪胆草各适量。

【用法】方①水煎服;方②加酒捣烂取汁服,药渣敷患处。每日各 1 剂。

【主治】毒蛇咬伤,伴呕吐、衄血。

◎ 092

【处方】七叶一枝花、血见愁、金不换各 15 克。

【用法】共捣烂敷患处,每日换药 2 次。

【主治】毒蛇咬伤。

◎ 093

【处方】①鲜小田基黄、鲜半边莲各适量;②乌桕树根、寮刁竹各 20 克。

【用法】方①捣烂敷伤口,方②水煎服。

【主治】毒蛇咬伤。

◎ 094

【处方】雄黄、吴萸、白芷、威灵仙、五灵脂、川贝母各适量。

【用法】共研末,一半冲水或冲酒服,一半敷伤口。

【主治】毒蛇咬伤。

◎ 095

【处方】乌桕木、雄黄各适量。

【用法】共研末冲酒服。

【主治】毒蛇咬伤。

◎ 096

【处方】盐肤木根、乌桕木根各适量。

【用法】共捣烂取汁服,药渣敷伤口。

【主治】毒蛇咬伤。

◎ 097

【处方】龙葵、一点红各 15 克。

【用法】共捣烂敷伤口周围,每日换药 1 次。

【主治】毒蛇咬伤。

◎ 098

【处方】楝叶吴萸树苗适量。

【用法】捣烂敷患处，每日换药 2 次。

【主治】毒蛇咬伤。

◎ 099

【处方】小叶乌桕叶、七叶一枝花各 30 克，大蜈蚣 1 条，牛尾树皮 15 克。

【用法】以 75％酒精浸泡，取药液搽伤口周围，每日 2 ～ 3 次。

【主治】毒蛇咬伤。

◎ 100

【处方】野烟叶、黄皮果叶各 500 克，生烟叶 100 克，大田基黄 50 克。

【用法】水煎洗患处，每日 1 剂。

【主治】毒蛇咬伤。

◎ 101

【处方】①黄狗头果实适量；②茨菇叶或全草适量。

【用法】方①磨高度酒至酒色变黄，搽伤口；方②捣烂敷伤口。两方任选一方，用药前先将伤口近心端扎紧。

【主治】毒蛇咬伤。

◎ 102

【处方】草乌、辣椒、蟑螂各适量。

【用法】共捣烂敷患处。

【主治】毒蛇咬伤。

◎ 103

【处方】一箭球全草、一支箭、鲜黑鬼针草叶各等份。

【用法】共捣烂敷伤口。

【主治】毒蛇咬伤。

◎ 104

【处方】虎杖根、鲜苦木皮各适量。

【用法】共捣烂敷伤口。

【主治】毒蛇咬伤。

◎ 105

【处方】地胆草、七枝莲、八角莲、何首乌、血见愁、一枝黄花、天南星、搜山虎、金银花、雄黄、二苗烟叶、一点血、九龙盘各适量。

【用法】浸酒搽伤口。

【主治】毒蛇咬伤。

◎ 106

【处方】醋 1 ～ 2 盅，五灵脂 15 克，雄黄 7.5 克。

【用法】被蛇咬伤后，以绳子扎伤口两端，将醋饮下，再以五灵脂、雄黄研末冲酒服，少时伤口流出黄水即松绳。

【主治】毒蛇咬伤。

◎ 107

【处方】金不换、红蓖麻叶各适量。

【用法】以酒浸服；部分药渣自上而下搽患处，部分药渣敷头顶。

【主治】毒蛇咬伤。

◎ 108

【处方】苦荬叶、鬼针草、杠板归各适量。

【用法】取适量嚼烂，含口内吸伤口，连吸 3 口，并立即吐出，再取适量捣烂，调淘米水取汁，自上而下洗伤口，药渣敷伤口，每日 1 剂。

【主治】毒蛇咬伤。

◎ 109

【处方】簕王、蛇利草、黄花草、通城虎、寮刁竹、白芷各 120 克，半边莲、满天星、漆木、斩蛇剑、山慈菇、辣椒、苦患木、红咸苏、红乌柏、双飞蝴蝶各 240 克，金锁匙、假香苏、满山香、两面针、薄荷各 180 克，半天雷、巴豆、紫背金牛、川椒、荜茇各 60 克，古月、田七各 30 克，雄黄 15 克，茶辣子 90 克。

【用法】共研细末，调三花酒或麦糊为丸，每丸 12 克，用砂纸包裹过蜡，贮藏备用。按每丸调三花酒 30 毫升的比例，每次服药丸酒 15 毫升。并自上而下搽伤口周围，如局部红肿，以醋调药丸搽伤口周围。勿搽伤口，以免蛇毒内闭；孕妇忌服。

【主治】毒蛇咬伤。

◎ 110

【处方】①鲜狗脚迹、广东万年青各适量；②鲜半边莲、狗脚迹各 30 克；③鲜红乌柏叶适量。

【用法】方①共捣烂，在伤口上方 0.5 厘米处针刺出血后敷药；方②水煎服；方③捣烂，加开水少许调匀，以布包好，自上而下搽伤口上端。

【主治】毒蛇咬伤。

◎ 111

【处方】①一块瓦、七叶一枝花、八角莲、山慈菇、山芝麻各适量；②半边莲、田基黄、盐肤木、山芝麻、土半夏各适量。

【用法】方①共捣烂，以米双酒泡过药面备用，每次服 30 毫升，并在肿胀伤口上端涂一圈，然后自上而下搽伤口周围；方②水煎服，每日 1 剂。

【主治】毒蛇咬伤。

◎ 112

【处方】九里明、天南星、半边旗、荆芥、木芙蓉、天花粉、卜芥、八百力、苍耳草、红母猪藤、红辣蓼各适量。

【用法】共熬成膏，每次取适量敷伤口。

【主治】毒蛇咬伤。

◎ 113

【处方】牛尾树叶、灯笼草、乌桕叶、竹子衣、烟油、鲜马尾针嫩叶各适量。

【用法】清洗伤口，上药部分共捣烂敷伤口，部分水煎服，每日 1 剂。

【主治】毒蛇咬伤。

◎ 114

【处方】臭虫 3 只，鲜乌桕叶适量。

【用法】取臭虫血冲酒服，4 小时后，若伤口黄水未净，可继续取 5 只臭虫取血冲酒服，并用鲜乌桕叶捣烂敷伤口周围。

【主治】毒蛇咬伤。

◎ 115

【处方】臭虫 3 克，烟油 3 克，细辛 15 克，白芷 1.5 克，草乌 15 克。

【用法】后四味研末，与臭虫共捣制为丸，每次用适量开水溶化后搽伤口周围，每日 3 次。

【主治】毒蛇咬伤。

◎ 116

【处方】烟屎适量，臭虫 20 只。

【用法】烟屎调冷开水顿服，臭虫捣烂敷伤口周围。

【主治】毒蛇咬伤。

◎ 117

【处方】辣椒 1 个，臭虫 10 只，生烟屎适量。

【用法】臭虫纳入辣椒内封存一段时间后烘干研粉备用，用时先将百会针刺放血，再敷药粉，同时用开水化服生烟屎，服至口中觉有苦味为度。

【主治】毒蛇咬伤。

◎ 118

【处方】未成熟的枝上辣椒、臭虫适量。

【用法】在辣椒上开一小孔，把臭虫纳入辣椒内封好，待辣椒成熟后摘下，晒干研末备用，每次取适量，内服、外敷均可。

【主治】毒蛇咬伤。

◎ 119

【处方】旱烟筒内烟屎、扫帚菜枝叶各适量。

【用法】共捣烂敷伤口。

【主治】毒蛇咬伤、蜈蚣咬伤、马蜂咬伤。

◎ 120

【处方】五灵脂 9 克，雄黄 3 克，烟屎适量。

【用法】前二味研末，加入烟屎冲酒服，服至自觉口苦为止。

【主治】毒蛇咬伤。

◎ 121

【处方】①生烟屎适量；②牛张叶、红乌柏根皮各 30 克；③牛张叶、寮刁竹、七叶一枝花、红乌柏根皮各等量。

【用法】方①搽心窝下，并从伤口上端往下搽，同时内服；方②冲开水服；方③研末，每次 6 克，开水送服。

【主治】毒蛇咬伤。

◎ 122

【处方】两面针叶、半边莲、瓜子莲、骂接所（侗语音）各适量。

【用法】部分共捣烂敷患处，部分加烟屎少许水煎服。

【主治】毒蛇咬伤。

◎ 123

【处方】①蕹菜根、烟屎各适量；②小田基黄、一枝黄花各适量。

【用法】方①用蕹菜根煎水冲烟屎服，方②水煎服并洗患处。每日各 1 剂。

【主治】毒蛇咬伤。

◎ 124

【处方】烟屎、乌柏木根二层皮各适量。

【用法】烟屎用米双酒冲服，乌柏木根皮浓煎取汁服。

【主治】毒蛇咬伤。

◎ 125

【处方】草鞋根叶、红乌桕叶各 30 克，烟屎、吴萸各 3 克。

【用法】共捣烂冲酒服，药渣敷伤口周围。

【主治】毒蛇咬伤。

◎ 126

【处方】鲜糯米草叶 6 张，鲜山苍子叶、鲜木虱木叶各 90 克。

【用法】鲜糯米草叶捣烂冲开水顿服，后二味水煎洗伤口周围。

【主治】毒蛇咬伤。

（二）金环蛇、银环蛇咬伤

金环蛇（金甲带、金包铁、金脚带、佛蛇等）和银环蛇（银甲带、银包铁、过基峡、白节黑、金钱白花蛇等）都是环蛇属、眼镜蛇科的剧毒毒蛇，列入我国十大毒蛇。这两种毒蛇毒性相似，但金环蛇的毒性要逊色于银环蛇许多。金环蛇和银环蛇都生活在我国南方和东南亚地区，金环蛇相对稀少。从单位体积毒液的毒性来看，银环蛇是我国境内最毒的毒蛇，但它们的毒液量少，危害程度没有五步蛇、眼镜王蛇大。

◎ 001

【处方】泡桐木叶适量。

【用法】捣烂，先于伤口处针刺放血及拔火罐，再用药敷伤口周围。凡蛇咬伤肿者，在百会穴放血后用皱皮草捣烂敷伤口周围。

【主治】金环蛇、银环蛇咬伤。

◎ 002

【处方】枫树叶、鲜红乌桕叶各 60 克。

【用法】共捣烂，淘米水搅拌取汁服，药渣敷伤口四周。

【主治】金环蛇、银环蛇咬伤。

◎ 003

【处方】韩信草适量。

【用法】捣烂敷伤口，3 小时换药 1 次，换药时用银针把伤口挑开，勿使伤口过早闭合。

【主治】金环蛇咬伤。

◎ 004

【处方】石菖蒲根 120 克。

【用法】捣烂，以双料酒煎服，药渣敷伤口周围。

【主治】金环蛇或银环蛇咬伤。

◎ 005

【处方】七叶一枝花、独脚乌桕各9克，通城虎6克。

【用法】加水一碗，煎至半碗顿服。

【主治】金环蛇、银环蛇咬伤。

◎ 006

【处方】鸡毛木适量。

【用法】捣烂敷伤口周围。

【主治】金环蛇咬伤。

◎ 007

【处方】红乌桕叶、寮刁竹各30克，小田基黄、半边旗、三十六荡各15克，了哥王10克。

【用法】先用乌桕叶捣烂敷百会穴；再用寮刁竹、小田基黄煎服；余药捣烂，加米双酒适量调匀，用布包好，反复从伤口上端搽至伤口周围。

【主治】银环蛇咬伤。

◎ 008

【处方】火炭母、八角莲、烟屎各3克。

【用法】共研调敷患处。

【主治】银环蛇咬伤。

◎ 009

【处方】鲜六月青250克。

【用法】捣烂取汁，用米酒冲服，药渣加米酒拌匀敷前囟，每日内服、外敷各2～3次。

【主治】银环蛇、眼镜蛇咬伤。

◎ 010

【处方】七叶莲根茎（越老越好）适量。

【用法】用米酒磨汁搽伤口周围。病情重者加搽百会穴，用药前先在伤口和百会穴处针刺放血。

【主治】眼镜蛇、金环蛇、银环蛇咬伤。

◎ 011

【处方】鲜节节花、鲜毛麝香、鲜满山香、鲜金锁匙各12克，鲜苦荬菜、鲜半边旗、鲜野山姜、鲜山萝卜各9克，鲜半边莲、鲜七星剑、鲜公麒麟各6克。

【用法】捣烂取汁，兑酒服；另用生甘草捣烂，白上而下搽伤口并敷伤口周围。如为银环蛇咬伤加木患子。

【主治】毒蛇咬伤。

（三）眼镜蛇咬伤

眼镜蛇是眼镜蛇属或眼镜蛇科中的一些蛇类的总称。因其颈部扩张时，背部会呈现一对美丽的黑白斑，看似眼镜状花纹，故名眼镜蛇。眼镜蛇依靠神经性毒液杀死猎物。神经性毒液可阻断神经肌肉传导，从而出现肌肉麻痹而致命。民间对不同种类的眼镜蛇有很多叫法，如山万蛇、大扁颈蛇、扁颈蛇、吹风蛇、过山标、过山风、饭铲头、饭匙倩（当其兴奋或发怒时，头会昂起且颈部扩张呈扁平状，状似饭匙）、五毒蛇、蝙蝠蛇、胀颈蛇、膨颈蛇、大膨颈、扇头风、大扁头风等。

◎ 001

【处方】①大力王、半边莲各适量；②山豆根、草鞋根各适量；③大力王适量。

【用法】方①捣烂，调酒敷伤口周围；方②水煎洗伤口；方③水煎冲酒服，腹痛加田基黄适量，每日 1 剂。

【主治】眼镜蛇咬伤。

◎ 002

【处方】鲜乌桕木叶、鲜马尾针、鲜牛尾树各适量。

【用法】捣烂取汁服，药渣敷百会穴。

【主治】眼镜蛇咬伤。

◎ 003

【处方】雄黄 0.3 克，茶辣 12 粒。

【用法】共研末冲酒服，小儿药量减半。

【主治】眼镜蛇咬伤。

◎ 004

【处方】铁巴毛、空心草、兰花草各适量。

【用法】捣烂敷伤口周围，如伤口感染溃烂，用野芦苇煎水外洗。

【主治】眼镜蛇咬伤。

◎ 005

【处方】大穿心宝 15 克，小天星草 9 克。

【用法】捣烂取汁，兑酒服，药渣敷伤口周围，每日 1 剂。

【主治】眼镜蛇咬伤。

◎ 006

【处方】洋伞盖全珠适量。

【用法】把药挂在患者房门、蚊帐顶，令患者看药（望治）。

【主治】眼镜蛇咬伤。

◎ 007

【处方】①蓝花草适量；②两面针 30 克，七叶莲 21 克，雄黄 15 克。

【用法】方①捣烂，敷伤口周围及百会穴；方②浸酒，内服并搽伤口。

【主治】眼镜蛇咬伤，见口唇紫疳等症。

◎ 008

【处方】蛇总管、挖耳根、山慈菇各 6 克，雄黄 3 克。

【用法】浸酒搽患处。

【主治】眼镜蛇咬伤。

◎ 009

【处方】鲜小田基黄 30 克，鲜一点红 15 克。

【用法】共捣烂，与米汤适量调匀，反复从伤口上端搽至伤口周围，每日搽 3 ～ 5 次。首次搽药前先针刺伤口周围放血。

【主治】眼镜蛇咬伤。

◎ 010

【处方】一枝黄花、百解、白算盘子、烟屎、臭虫、土大黄各适量。

【用法】先煎服前四味，后用醋煎服臭虫，药渣捣烂敷伤口周围，最后煎服土大黄。

【主治】大眼镜蛇咬伤。

◎ 011

【处方】六甲草 30 克，田基黄 60 克。

【用法】捣烂，冲淘米水取汁服，药渣敷伤口四周。

【主治】眼镜蛇咬伤。

◎ 012

【处方】蛇总管、七星剑、独角莲、土铁凉伞叶（上莲下柳）各 30 克，金耳环、田基黄各 15 克。

【用法】共嚼烂，搽伤口周围。

【主治】大眼镜蛇咬伤，局部红肿疼痛，发冷头晕，甚至昏迷不醒。

◎ 013

【处方】假茨菇 15 克，地龟虫（有翅）30 只。

【用法】共捣烂，以酒一小盅搅匀取汁服，药渣搽伤口周围。

【主治】眼镜蛇咬伤。

◎ 014

【处方】山辣椒、一枝箭、蛇总管、木瓜叶各 30 克，好酒 120 毫升。

【用法】上药捣烂，冲好酒调匀取汁，一半内服，一半自上而下、由远及近搽患处周围。忌灸。

【主治】眼镜蛇咬伤，红肿疼痛，发冷发热，头痛身痛。

◎ 015

【处方】八角子、烟屎各适量。

【用法】八角子嚼烂敷伤口周围，烟屎用开水冲服。

【主治】眼镜蛇咬伤，红肿疼痛，发冷发热，头痛身痛。

◎ 016

【处方】浪居草、救必应、双飞蝴蝶、两面针、母鸡木根皮各 30 克。

【用法】共捣烂，调双酒搽伤口周围。

【主治】白颈蛇、青蛇、金环蛇咬伤。

◎ 017

【处方】木虱适量。

【用法】清水送服 3 ～ 4 只，另用 3 ～ 4 只捣烂搽伤口周围。

【主治】吹风蛇咬伤。

（四）青竹蛇咬伤

青竹蛇即竹叶青，俗称青竹标、焦尾巴等，为蛇目蝰科蝮亚科的一种。通身绿色，腹面稍浅或草黄色，眼睛、尾背和尾尖焦红色。体侧常有一条由红白各半的或白色的背鳞缀成的纵线。头较大，呈三角形，眼与鼻孔之间有颊窝（热测位器），尾较短，具缠绕性，头背均具小鳞片。青竹蛇是造成毒蛇咬伤的主要蛇种，平均每次排出毒液量约 30 毫克，为血液毒素，人被咬伤后，伤口局部剧烈灼痛，肿胀发展迅速，典型特征为血性水疱较多见，且出现较早，一般较少出现全身症状。青竹蛇毒性一般，极少发生致死事件，但伤口处理不当则有危险，而且咬伤的病例很多，故危害甚大。

◎ 001

【处方】鲜一枝黄花、鲜穿心莲叶各 20 克。

【用法】捣烂取汁，兑白酒 15 ～ 30 毫升顿服，药渣敷伤口周围。

【主治】青竹蛇咬伤。

◎ 002

【处方】鲜红乌桕根、鲜紫花癫茄根各 60 克。

【用法】水酒各半煎服。

【主治】吹风蛇、青竹蛇咬伤。

◎ 003

【处方】①烟油适量；②野芋头块根、米醋各适量。

【用法】方①冲开水服；方②捣烂取汁，自上而下搽伤口。

【主治】青竹蛇咬伤。

◎ 004

【处方】马甲子叶、铁苇苗各 15 克，地胆草 30 克，乌桕叶 24 克，雄黄 1 克。

【用法】前四味捣烂敷前额，敷前先针刺前额放血；雄黄研末，开水送服，每日 2 次。

【主治】青竹蛇、眼镜蛇咬伤。

◎ 005

【处方】望江南叶、红乌桕叶各适量。

【用法】共捣烂，分成两份，一份以布包，自上而下搽伤口；另一份绞汁服，每日 3 次。

【主治】青竹蛇咬伤。

◎ 006

【处方】龙头菜根 30 克，茜草、射干、野花生、黑草各 15 克。

【用法】水煎服，并搽患处，自近心端搽向远心端，每 3 小时 1 次。

【主治】青竹蛇咬伤。

◎ 007

【处方】石芒心、排钱草根、红乌桕根皮各 60 克。

【用法】共捣烂，以淘米水冲服，每日 1 剂。

【主治】青竹蛇咬伤。

◎ 008

【处方】乌桕树枝叶适量。

【用法】捣烂敷患处。

【主治】青竹蛇咬伤。

◎ 009

【处方】茶辣、白芷、细辛各适量，大黄 9 克。

【用法】前三味研末，适量以水调匀搽伤口，适量与大黄煎水服。

【主治】青竹蛇咬伤。

◎ 010

【处方】蛇总管适量。

【用法】酒煎服。

【主治】青竹蛇咬伤。

◎ 011

【处方】野芝麻叶、金不换各适量。

【用法】加米醋适量煎服，每日1剂。如是青竹蛇咬伤则用酒煎服，吹风蛇咬伤加黄花草适量煎服。

【主治】毒蛇咬伤。

◎ 012

【处方】山慈菇、吴萸、独脚乌桕根各适量。

【用法】泡酒，内服并搽伤口。

【主治】毒蛇（扁头风、三索线、青竹蛇）咬伤。

◎ 013

【处方】草决明（洋米子）全草250克。

【用法】捣烂泡开水服，药渣敷伤口周围。

【主治】青竹蛇咬伤。

◎ 014

【处方】串钱木根皮150克。

【用法】捣烂调酒，一半敷伤口周围，另一半敷百会穴。敷百会穴前先剃净头发，并使局部皮肤微渗出血。

【主治】青竹蛇咬伤，患处红肿疼痛，甚至全身不适，发热恶寒、气促。

◎ 015

【处方】鲜饿蚂蝗叶90克，好酒90毫升。

【用法】捣烂和匀，一半内服；另一半自上而下搽伤口周围，以便毒血排出。

【主治】青竹蛇咬伤，全身肿胀疼痛。

◎ 016

【处方】野鬼灯笼60克，金香炉45克。

【用法】共捣烂，调淘米水由远及近、自上而下搽伤口周围。

【主治】青竹蛇咬伤，全身肿胀疼痛。

◎ 017

【处方】水八角、细白纸扇、水木棉、鸡屎木根各适量。

【用法】共捣烂，调酒敷伤口。

【主治】青竹蛇咬伤，全身肿胀疼痛。

◎ 018

【处方】半边莲、贴地娘、双飞蝴蝶各适量。

【用法】共捣烂，加酒调成糊状，涂伤口周围。

【主治】青竹蛇咬伤，全身肿胀疼痛。

（五）百步蛇咬伤

百步蛇学名为尖吻蝮蛇，是我国含有剧毒的毒蛇，在民间又称五步蛇、七步蛇、蕲蛇、山谷蠚、百花蛇、中华蝮等。蛇毒主要是血循毒。被百步蛇咬伤后可出现局部肿痛、瘀斑、溃烂；亦可出现大量溶血、出血、咯血、水与电解质紊乱等全身症状，严重的中毒症状与过敏性休克相似，迅速出现血压骤降，导致呼吸心跳停止而死亡。

◎ 001

【处方】粪箕笃叶适量。

【用法】捣烂敷头顶，1小时后再用原药敷伤口周围。

【主治】百步蛇咬伤。

◎ 002

【处方】①水葫芦、黄青根、小凉伞、白前各适量；②洗碗藤、白背叶、金银花藤各适量。

【用法】方①捣烂加酒蒸，取汁服并搽伤口，每日1剂；方②水煎洗伤口，药渣敷伤口上缘，每日1剂。

【主治】百步蛇咬伤。

◎ 003

【处方】马尾针、牛尾树、茅根各适量。

【用法】茅根以水、醋各半煎服，余药捣烂敷头顶和搽伤口上缘。

【主治】百步蛇咬伤。

◎ 004

【处方】鲜马莲鞍60克，土半夏9克。

【用法】共捣烂，调淘米水取汁服，药渣敷伤口周围。

【主治】毒蛇咬伤，对百步蛇咬伤有特效。

（八）危急重症

毒蛇咬伤后处理不及时或处理不当，往往会导致一些危急重症的发生，本节所列举的方法可供参考使用，同时应紧急送医院进行系统救治。

◎ 001

【处方】草谷子根、野菊花各 180 克，细虱头根、青绿豆各 90 克。

【用法】煎取药液 4 ～ 5 碗，酒量大者每碗加双料酒 30 毫升，酒量小者每碗加双料酒 15 毫升，成人首次服 3 碗，小儿服 1 碗；隔 10 分钟服第 2 次，成人服 2 碗，小儿服半碗。第一次服药前在伤口上方 3 厘米处隔蒜灸一炷，并用针挑开伤口。

【主治】毒蛇咬伤临时急救。在被金环蛇、银环蛇、吹风蛇、山万蛇等毒蛇咬伤时服用本方，可在 24 小时内缓和蛇毒攻心，24 小时后作用不大，因此在用本方急救的同时应采用其他救治法。

◎ 002

【处方】过江龙、蛇柏子、双飞蝴蝶、红脚一枝花各 180 克（晒干共研细末），北细辛、雄黄、牙硝、青盐（可用白矾代）各 60 克，小牙皂、川椒各 120 克，大梅片、樟脑各 90 克，吴萸 12 克。

【用法】共研末，制成酒剂或丸剂备用，酒剂按 30 克药粉配 200 毫升三花酒浸泡密封。6 个月内药效极佳，10 个月内仍有作用。用药前先用针挑开伤口并拔火罐吸毒，再用 100 毫升药酒自上而下频搽伤口周围。若伤口肿胀服 25 毫升，腹胀服 40 毫升。丸剂用三花酒调制，每丸湿重 15 克，朱砂为衣，玻璃纸包裹，过腊即成。用时取 2 丸调三花酒 100 毫升，服 25 毫升，余药外搽伤口周围。

【主治】毒蛇咬伤。

◎ 003

【处方】田七 6 克，白糖 60 克。

【用法】水煎 2 碗，顿服。

【主治】蛇毒攻心，全身不适，烦躁不安或晕倒不省人事。

◎ 004

【处方】①小金贝 24 ～ 30 克；②狼毒适量。

【用法】方①研粉冲开水服；若牙关紧闭、口流涎沫、不省人事、脉搏尚全，可用方②捣烂，从肚脐敷至鸠尾处（敷宽三横指），稍候再继续敷至天突处，待喉中有声即换上新药再敷，敷法如前，不久即吐出胶黏痰而苏醒。

【主治】蛇毒攻心，心胸胀闷。

◎ 005

【处方】红藤菜子叶、凤仙花、门前红、黑墨菜、韭菜、黄糖各等份。

【用法】共捣烂，先用外洗方（147页002酒剂）洗净患处后敷此药，每日数次。

【主治】毒蛇咬伤，伤口溃烂。

◎ 006

【处方】金银花、九里明、节节花、假菊花、草谷子（全草）、田基黄、毛麝香、葱头、艾根（少量）、小利柑、黄花草根、鸡矢藤、假茹藤各适量。

【用法】水煎洗患处，每日4～5次，至愈为度。如肿硬不消，加山姜头、谷种壳、沙姜；筋硬，加大羊角扭、沙糖木、五爪金龙；起泡，加狗泡草、炮卜草；肿而皮厚，加洗手果树皮。

【主治】毒蛇咬伤，伤口溃烂。

◎ 007

【处方】朱砂、琥珀各15克，梅片6克，青黛3克。

【用法】共研细末，调麻油敷患处，外加纱布包扎。敷药前先用外洗方（147页002酒剂）清洗伤口。

【主治】毒蛇咬伤，伤口腐烂，肌肉不生，久不愈合。

◎ 008

【处方】（蛇伤闭口肿不消方）过江龙、双飞蝴蝶各180克，川大黄、黄芩、黄柏、白矾各30克，山枝、雄黄各60克，醋240～300毫升。

【用法】水煎取液，与醋混合，用药棉蘸药液敷患处，连敷24小时。

【主治】毒蛇咬伤，伤口不闭、肿硬，流出白胶样脓液（银环蛇咬伤常致伤口溃烂如蜂窝状）不能坐立。

◎ 009

【处方】通城虎、风狗羌叶、白芷、满天星、散血丹皮各250克，山慈菇、酒饼木根、吴萸、生军、去瘀草、八百力皮（用甘草水泡制）各120克，籁王叶、黑口草、白十八症各500克，山豆根、桔梗、田七、尖槟、川椒各60克，威灵仙、细辛、花椒、麻黄、胡椒各30克，雄黄、蜈蚣（去头足）各90克，鸭儿菜300克。

【用法】共研末，过筛，粗者加水煎熬成膏，细者和膏为丸如梧桐子大，每次1～2丸冲酒服，药渣自上而下搽伤口周围。

【主治】毒蛇咬伤，红肿疼痛甚至昏迷不醒。

◎ 010

【处方】白树头1000克，松木芯30克，杉木皮、苦患木、天星草、老鸦酸、黑口草、苦楝木皮、田基草各250克，刀钩簕、红野芋头、盐肤木各500克。

【用法】加水浓煎，每日洗伤口3～4次。若肿甚，加外敷药；肉烂，加生肌定痛散。

【主治】毒蛇咬伤，三五日后红肿溃烂。

◎ 011

【处方】石膏 30 克（以甘草水飞 5～7 次），寒水石、白芷各 6 克，辰砂、硼砂各 9 克，血竭 15 克，冰片 1 克，龙骨 3 克。

【用法】共研细末，以茶油调匀涂伤口。

【主治】毒蛇咬伤，伤口溃烂。

◎ 012

【处方】生军、连翘、银花、白芷、文蛤、雄黄、胆草、薄荷、地骨皮、八角、小茴香、青桐木皮、熊胆木皮、桐油木皮、荆芥、粉葛各适量。

【用法】水煎洗患处，每日 3～4 次。洗后撒上生肌散。

【主治】毒蛇咬伤，伤口溃烂。

◎ 013

【处方】细暗簧、节节花、炮子、盐肤木、苦患木、松木蕊、青桐木、天星草、黑口草、田基草、大兰叶、红野芋头、禾稗草、斩蛇剑各 120 克。

【用法】水煎，加醋少许洗伤口，每日数次，洗至消肿、去腐生肌埋口为止，洗后可撒上生肌散。

【主治】毒蛇咬伤，伤口溃烂。

◎ 014

【处方】辰砂、硼砂各 9 克，白芷、寒水石各 6 克，血竭 15 克，龙骨 3 克，冰片 1.5 克，文蛤粉 12 克，石膏 30 克（用甘草水飞 7 次）。

【用法】共研末，先用外洗方（147 页 002 酒剂）冲洗伤口，再用药末敷伤口烂处，用药棉盖好。

【主治】毒蛇咬伤，伤口腐烂，肌肉不生，久不愈合。

◎ 015

【处方】桃子叶、田基黄、黑口草、乌桕叶、夜鬼灯笼叶、千斤拔、大凉伞、辣椒叶、半边莲、薄荷叶各 30 克。

【用法】先针刺伤口，然后将药共捣烂取汁搽伤口周围。

【主治】毒蛇咬伤，伤口闭合，肿痛不消。

◎ 016

【处方】鸭舌公 15 克，生半夏 3 克，蒜头 2 粒，推车虫 1 只，洗手果 3 个。

【用法】共捣烂敷伤口。

【主治】毒蛇咬伤，毒牙留于伤口。

◎ 017

【处方】紫背金牛、路边青各 30 克，金锁匙 24 克，葱头 7 个，紫苏 3 克，薄荷 2.4 克。

【用法】捣烂加酒调匀，一半内服，一半搽伤口。如伤口红肿、腹痛甚者，加酸梅 2 个。

【主治】毒蛇咬伤，伤口红肿疼痛。

◎ 018

【处方】蜈蚣、白芷、川芎、甘草、吴萸、浙贝母、大黄、威灵仙、雄黄（冲服）各 12 克。

【用法】水煎服，药渣敷伤口周围。如不是金环蛇、银环蛇咬伤去蜈蚣。

【主治】毒蛇咬伤。

◎ 019

【处方】酸腌苗根 250 克，地稔根 150 克，金锁匙 15 克。

【用法】水煎洗伤口，每日 3～4 次，洗后撒上生肌散。

【主治】毒蛇咬伤，伤口溃烂。

◎ 020

【处方】花蕊石 15 克，草乌、生天南星、厚朴、紫苏、羌活、没药、轻粉、龙骨、细辛、檀香、苏木、乳香、蛇含石、归身、降香、白芷、麝香各 6 克。

【用法】共研细末，先用外洗方（147 页 002 酒剂）清洗伤口，再撒药末。

【主治】毒蛇咬伤，伤口溃烂，久不收口。

（七）百会穴的应用

百会穴位于头顶正中线与两耳尖连线的交点，在人体的最高处，归属督脉，别名"三阳五会"，意指手足三阳经及督脉的阳气在此交会。百会穴为临床常用穴之一，中医认为百会穴有醒脑开窍、宁心安神、升阳举陷的作用，民间壮医在毒蛇咬伤的治疗经验上也有许多方法涉及百会穴。

◎ 001

【处方】鲜小叶金不换、红竹壳菜、水蜈蚣各适量。

【用法】小叶金不换嚼烂，余药捣烂，共和匀敷伤口，每日 1～2 次，同时在百会穴针刺放血。

【主治】毒蛇咬伤。

◎ 002

【处方】①鲜七叶一枝花 3 克；②红乌桕叶 30 克，生苦楝树皮 15 克，鲜地桃花根 12 克，七叶一枝花 10 克；③雄黄 3 克，皂角粉 6 克。

【用法】方①嚼烂敷百会穴，敷前局部放血；方②水煎，分 3 次服，每日 1 剂；方③捣烂调酒，自上而下搽伤口周围，搽药前先用枯矾水洗伤口周围。

【主治】毒蛇咬伤。

◎ 003

【处方】朝天辣椒根、白花蛇舌草、半边莲、红竹菜叶各 30 克，红叶酸咪草、鹅不食草、仙茅各 20 克。

【用法】共捣烂，用米双酒 1000 毫升浸泡 10 日备用，每次服 20 ～ 40 毫升，并搽百会穴（先放血）和伤口上端肿胀处。

【主治】毒蛇咬伤。

◎ 004

【处方】红乌柏根、七枝莲、金果榄、杠板归、八角莲、蛇总管、洗手果根、一枝箭各 30 克。

【用法】以米单酒浸泡，酒没过药面，7 日后可用。用时先在百会穴和患肢指（趾）甲根及伤口周围肿胀处放血少许，然后搽药酒。病情重者同时服药酒 15 ～ 30 毫升。

【主治】毒蛇咬伤。

◎ 005

【处方】毒瓜根适量。

【用法】研末或以药末浸酒备用，内服药末，每次 3 克，用开水或本方药酒适量送服；同时针刺百会穴放血，医者口含药酒，通过细竹管对准百会穴反复吹 20 分钟，再用药酒与药末调成糊状敷伤口。若伤口肿胀，用药酒搽其上端，同时针刺指（趾）端放血。

【主治】毒蛇咬伤。

◎ 006

【处方】鲜震天雷 18 克。

【用法】捣烂，加淘米水 60 毫升拌匀绞汁，服 45 毫升，余药搽百会穴、太阳穴（咬左搽右，咬右搽左）。并自上而下搽四肢大关节，每次 1 剂，每日 3 次。

【主治】毒蛇咬伤。

◎ 007

【处方】鲜红乌柏叶、牛尾树苗、顶天椒叶各适量。

【用法】共捣烂，针刺百会穴使其出血少许，每针刺 1 次用生烟斗吹出血处

1 次，连续 3 次，然后敷百会穴，同时自上而下搽伤口上端。

【主治】毒蛇咬伤。

◎ 008

【处方】冬杆艾、香白芷、鹰不扑各适量，食盐少许。

【用法】共捣烂敷百会穴，每日换药 1 次。

【主治】毒蛇咬伤。

◎ 009

【处方】地胆草（全株）、雄黄各适量，鹰不扑叶 30 克。

【用法】地胆草、雄黄共捣烂，米酒调匀，取汁搽伤口周围。鹰不扑叶捣烂，加水调匀，敷百会穴，敷前先针刺放血。

【主治】毒蛇咬伤。

◎ 010

【处方】①鬼针草、半边莲各适量；②一枝黄花适量，鱼腥草 15 克。

【用法】方①捣烂敷伤口；另取半边莲适量捣烂敷百会穴，90 克煎服。方②水煎洗伤口。

【主治】毒蛇（腹蛇、扁头风、鹧鸪蛇、过山风）咬伤。

◎ 011

【处方】活蟾蜍 3 只，活蜈蚣 3 条。

【用法】浸米双酒 500 毫升备用。用时先针刺百会穴放血，再搽药酒，并自上而下搽伤口上端肿胀处。

【主治】毒蛇咬伤。

◎ 012

【处方】鲜大叶半边莲、鲜白花辣蓼各适量。

【用法】嚼服或泡药酒服，药酒每次服 20 ～ 30 毫升；另取上药捣烂取汁搽伤口上端肿胀处，药渣敷百会穴（先放血）。

【主治】毒蛇咬伤。

◎ 013

【处方】①鲜杠柳、鲜七枝莲、鲜小叶万年青、鲜凤仙花、鲜穿心莲各适量；②七叶一枝花适量；③三叉苦、大叶桉、两面针、皂角子、枫树寄生各适量。

【用法】方①共捣烂敷合谷穴、百会穴、脚虎口处和伤口周围肿胀处，敷药前各穴先针刺放血；方②浸酒服，每次 20 ～ 30 毫升；若伤口感染腐烂，取方③水煎洗伤口。

【主治】毒蛇咬伤。

◎ 014

【处方】①半张叶 90 克，泥鳅串叶 30 克，白乌桕叶适量；②寮刁竹 5 株。

【用法】方①共捣烂，用米双酒调匀，敷伤口周围及百会穴，敷药前先剃去百会穴的头发。方②以三花酒 500 毫升浸泡 5 日，每次服 6 毫升，每日 2 次，服至愈为止。

【主治】毒蛇咬伤。

◎ 015

【处方】鲜红乌桕叶、牛尾树苗、顶天椒叶各适量。

【用法】共捣烂，针刺百会穴使其出血少许，每针刺 1 次用生烟斗吹出血处 1 次，连续 3 次，然后敷百会穴，同时自上而下搽伤口上端。

【主治】毒蛇咬伤。

◎ 016

【处方】鲜白蕊草、凤尾草、犁头草各 15 克，蜈蚣 1 条。

【用法】先针刺百会穴使其出血，再将白蕊草捣烂敷上；余药共捣烂，以布包好，自上而下搽伤口周围，同时用烧红的针刺伤口周围数次。

【主治】毒蛇咬伤。

◎ 017

【处方】鹰不扑、半边莲、大金不换、老虎耳各 6 克。

【用法】鹰不扑捣烂敷百会穴；余药水煎，分 3 次服，每日 1 剂。

【主治】毒蛇咬伤。

◎ 018

【处方】鹅不食草、白花蛇舌草各适量，一枝箭、一枝黄花各 60 克。

【用法】前二味捣烂敷百会穴及伤口周围，后二味水煎服。

【主治】毒蛇咬伤，面色苍白，四肢冰冷，呼吸困难。

◎ 019

【处方】紫背金牛、鱼腥草、六月雪各 30 克。

【用法】水煎服；另取适量捣烂敷伤口周围或百会穴（先放血），用药时在长强穴放血排毒。

【主治】毒蛇咬伤。

◎ 020

【处方】红乌桕叶、泥鳅串叶、芦苇笋、金竹衣、大叶坡叶、盐肤木根皮各适量。

【用法】共捣烂，取部分以醋浸泡绞汁，服 30 毫升；另一部分自上而下搽伤口周围，药渣敷伤口及百会穴。

【主治】毒蛇咬伤。

◎ 021

【处方】蛇王草适量。

【用法】捣烂，以第二道淘米水调匀取汁服，药渣敷伤口周围及百会穴，每日1剂。

【主治】毒蛇咬伤。

◎ 022

【处方】鲜排钱草根、鲜鬼画符叶、鲜酢浆草、鲜路边青叶、鲜犁头草、鲜南香木叶、鲜破铜钱叶、鲜金钮扣叶各适量。

【用法】捣烂取汁，用米双酒冲服，药渣敷伤口周围。如病情严重、昏迷不醒，可针刺百会穴放血，再敷药。

【主治】毒蛇咬伤。

◎ 023

【处方】乌桕叶、铁扫把、芦苇根、金竹茹、大坡叶、盐肤木根皮各适量。

【用法】共捣烂用醋浸泡，取汁一杯服，同时自上而下反复搽伤口周围，药渣敷伤口周围和百会穴（先剃去毛发）。

【主治】毒蛇咬伤。

◎ 024

【处方】寮刁竹、山慈菇、生烟叶各适量。

【用法】前二味捣烂，敷百会穴及伤口周围，生烟叶水煎服。

【主治】毒蛇咬伤。

◎ 025

【处方】田基黄、假芹菜、鱼腥草、半边莲、竹壳菜各适量。

【用法】共捣烂，加酒拌匀搽伤口周围，如肿胀不甚则敷囟门，敷药前先剃净头发，敷药后伤口必流出水样物，此后再敷1小时。

【主治】毒蛇咬伤。

◎ 026

【处方】①生烟屎适量；②鲜半枝莲、半边莲、蛇利草、红乌桕、蓝花柴胡各15克。

【用法】方①以开水冲服，并涂百会穴；方②共捣烂取汁服，药渣自上而下搽伤口周围。

【主治】毒蛇咬伤。

◎ 027

【处方】①烟屎适量；②马鞭草适量。

【用法】方①以冷开水冲服；方②捣烂敷百会穴，敷前剃去毛发、针刺放血。

【主治】毒蛇咬伤。

◎ 028

【处方】①半边莲、虎杖、益母草、七叶一枝花、羊吊钟各 15 克；②生烟屎适量；③鲜半边莲、鲜七枝莲、鲜羊吊钟、鲜老虎耳各适量。

【用法】方①水煎服；方②敷百会穴，敷前先针刺放血；方③捣烂敷伤口周围。

【主治】毒蛇咬伤。

◎ 029

【处方】①生烟屎 3 克，雄黄 5 克，五灵脂 6 克，狼毒 4 克（炒黑）；②鲜蛇头草适量。

【用法】方①研末，以米酒冲服，轻者每日服 1 次，重者每日服 2～3 次，4 小时 1 次；方②捣烂敷百会穴，敷前先针刺放血。

【主治】毒蛇咬伤。

◎ 030

【处方】①烟屎适量；②六耳铃、鲜一枝箭各适量；③鲜望江南适量。

【用法】方①以开水化服，至口有苦味为度；方②捣烂，先刺百会穴放血再敷药；方③捣烂搽伤口上端肿胀处。

【主治】毒蛇咬伤。

◎ 031

【处方】①八角莲、一枝箭、七叶一枝花、半边莲各 30 克；②生烟屎、大飞扬各 20 克。

【用法】方①用米双酒浸泡没过药面 7 天备用，每次服 10～20 毫升，每日 1～2 次；方②共捣烂敷百会穴（先针刺放血）。

【主治】毒蛇咬伤。

◎ 032

【处方】生烟屎、满天星各适量。

【用法】先以酒化服生烟屎，至口有苦臭味为度；再将满天星嚼烂敷百会穴，敷前先针刺放血。

【主治】毒蛇咬伤。

◎ 033

【处方】一枝箭适量，生烟屎 7 粒（如黄豆大）。

【用法】被咬伤时即吞服烟屎，同时结扎伤口近端，针刺伤口放血排毒；再针刺患者头顶囟门处使其出血，将一枝箭草嚼烂敷上。

【主治】毒蛇咬伤。

◎ 034

【处方】①烟屎、鲜香附、酊苧各适量；②满天星适量。

【用法】先将方①混匀捣烂，取花生米大一粒煨热敷百会穴，半小时后除去，敷药前先放血，再用方②捣烂敷患处约 1 分钟，最后针刺伤口放血。

【主治】毒蛇咬伤。

（八）其他特色疗法

◎ 001

【处方】茶辣、雄黄各 9 克，野茨菇 30 克。

【用法】捣烂，用米双酒 120 毫升浸泡，涂手脚。

【主治】预防蛇咬。

◎ 002

【处方】蛇全剑、青苔叶、杠板归、火炭母、仙鹤草各适量。

【用法】先用蜘蛛吸出伤口毒液，再将上药捣烂敷伤口周围，并用杠板归、火炭母、仙鹤草各适量水煎服，每日 1 剂。

【主治】毒蛇咬伤。

◎ 003

【处方】生白矾适量。

【用法】将菜刀烧红，把生白矾少许放刀尖上化水滴伤口。

【主治】毒蛇咬伤。

◎ 004

【处方】鸡蛋数个。

【用法】将蛋煮熟，趁热熨烫伤口，直至鸡蛋外壳变成黄黑色，再更换鸡蛋，如此反复多次。

【主治】毒蛇咬伤、蜈蚣咬伤。

◎ 005

【处方】鸡蛋 3 个。

【用法】将鸡蛋一端敲破，破口对准伤口贴接，听蛋内有声，观察蛋内变黑色为毒盛；换第 2 个鸡蛋，方法同上，如蛋内色黄为毒气转轻；再换第 3 个鸡蛋，直至患处不疼痛为止。

【主治】毒蛇咬伤。

◎ 006

【处方】鸡 1 只。

【用法】割去鸡屁股，将切口敷按于伤口上，鸡叫时能把毒液吸出直至鸡死为止。（此鸡不可食）

【主治】毒蛇咬伤。

◎ 007

【处方】七叶一枝花 30 克，一支箭 15 克。

【用法】将上药和鸡蛋数个一起给母鸡孵，待药质地变黑，取药用米酒 500 毫升浸泡 10 日备用，每次服 25 毫升，每日 1 ～ 2 次，同时用药酒搽伤口周围，每日 2 ～ 3 次。

【主治】毒蛇咬伤。

◎ 008

【处方】牛舌头上的黏液适量。

【用法】开水冲服。

【主治】毒蛇咬伤。

◎ 009

【处方】黄花草叶、野花生叶各适量。

【用法】共捣烂，淘米水浸出味，一碗内服，一碗用鸭毛蘸药涂伤口。

【主治】毒蛇咬伤。

◎ 010

【处方】①七叶一枝花适量；②了哥王叶、鬼画符叶、竹夹菜、酸味草各适量；③蟾蜍 1 只。

【用法】方①磨酒，每次服一汤匙，服后再饮适量酒。亦可用十滴水浸泡 1 周，自上而下搽伤口周围。方②共捣烂敷百会穴，敷前先针刺放血，用药后约 20 分钟可有大小便排出，约 30 分钟有舌麻感，但自然消失。忌火灸，忌食姜、公鸡、母猪肉、鱼等。方③用于伤口溃烂、久不愈合。以黄泥包裹置火中烧红，取出待冷后去净泥，研末撒伤口，每日 2 ～ 3 次。

【主治】毒蛇咬伤。

二、虫蜇伤

虫蜇伤是指虫类通过其毒刺、毛刺或口器蜇咬使人发病，轻者仅有局部皮肤症状，重者亦可引起寒战、高热等全身中毒症状。能蜇伤人体的毒虫种类较多，临床上常见的有蜂蜇伤、蜈蚣咬伤、毒蜘蛛咬伤及毛虫蜇伤等。

（一）蜂蜇伤

被蜂蜇伤，局部有痛痒感及灼热感，轻者局部出现中心有瘀点的红斑、血疹，重者皮肤大片潮红、肿胀，常有水疱，伴有头晕、恶心呕吐、恶寒发热、脉细弱、血压下降，甚至危及生命。治宜清热解毒，消肿止痛。

◎ 001

【处方】水瓜叶、卜芥茎各适量。

【用法】共捣烂搽患处。

【主治】黄蜂蜇伤。

◎ 002

【处方】慈姑全草适量（取生于水田者）。

【用法】水煎服，同时另取药加醋捣烂搽患处。

【主治】黄蜂蜇伤。

◎ 003

【处方】烟屎、乌桕树汁各适量。

【用法】先用烟屎涂患处，稍待片刻再涂乌桕树汁。

【主治】黄蜂蜇伤，浮肿、刺痛、灼热。

◎ 004

【处方】鲜鸡矢藤叶适量。

【用法】捣烂敷患处，至疼痛消失为止。

【主治】蜂蜇伤。

◎ 005

【处方】鲜天名精（全草）适量。

【用法】捣烂取汁，每次服 20～30 毫升，每日 3 次；药渣敷患处或用药汁搽患处。

【主治】蜂蜇伤。

◎ 006

【处方】食用芝麻叶适量

【用法】捣烂搽患处。

【主治】黄蜂蜇伤。

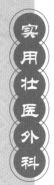

实用壮医外科

◎ 007

【**处方**】酸笋水适量。

【**用法**】涂患处。

【**主治**】黄蜂蜇伤。

◎ 008

【**处方**】鲜白芋苗叶适量。

【**用法**】加生盐少许捣烂，从里往外搽患处。

【**主治**】黄蜂蜇伤。

◎ 009

【**处方**】野荞麦适量。

【**用法**】捣烂取汁搽患处，每日 3 次。

【**主治**】黄蜂蜇伤。

◎ 010

【**处方**】老虎耳适量。

【**用法**】切片，持续搽患处 1 分钟。

【**主治**】黄蜂蜇伤。

◎ 011

【**处方**】雄黄 10 克，鲜鬼针草 30 克，过夜酸饭适量。

【**用法**】共捣烂敷患处，每日换药 2 ～ 3 次。

【**主治**】毒蜂蜇伤。

（二）蜈蚣咬伤

蜈蚣咬伤，伤处有两个瘀点，周围红肿，剧痒或疼痛彻骨，可继发红丝疔，局部可出现淋巴结肿痛，严重者浑身麻木、发热头痛、眩晕呕吐、心悸脉数、谵语抽搐。儿童被咬伤，症状较严重，亦可危及生命。

◎ 001

【**处方**】鲜雷公根 40 ～ 50 克。

【**用法**】捣烂敷患处，每日 1 剂。

【**主治**】蜈蚣咬伤。

◎ 002

【**处方**】鲜盐肤木、鲜牛柑木、鲜芒萁芯各适量。

【**用法**】共捣烂敷患处。

【**主治**】蜈蚣咬伤。

◎ 003

【处方】鲜半边旗叶适量。

【用法】捣烂敷患处。

【主治】蜈蚣蛟伤。

◎ 004

【处方】人尿、辣椒各适量。

【用法】先用人尿浸伤口片刻，再将辣椒捣烂外敷。

【主治】蜈蚣咬伤。

◎ 005

【处方】鲜海金沙适量。

【用法】捣烂敷患处，每日换药 1 次。

【主治】蜈蚣咬伤。

◎ 006

【处方】鲜野芋头适量。

【用法】用盐水煮沸 2 分钟，捣烂敷伤口周围。

【主治】蜈蚣咬伤。

◎ 007

【处方】七叶一枝花苗适量。

【用法】捣烂敷患处，每日换药 2 ～ 3 次。

【主治】蜈蚣咬伤。

◎ 008

【处方】鬼针草、丝瓜叶、旧瓦上的鲜青苔各 15 克，食盐 10 克。

【用法】捣烂敷患处，每日换药 2 ～ 3 次。

【主治】蜈蚣咬伤。

◎ 009

【处方】鲜凤尾草适量。

【用法】捣烂敷患处，每日换药 1 ～ 2 次。

【主治】蜈蚣咬伤。

◎ 010

【处方】鲜番茄果或叶适量。

【用法】捣烂，将伤口污血挤出后敷药。

【主治】蜈蚣咬伤。

◎ 011

【处方】犸骝卵数个。

【用法】嚼烂搽患处，每日数次。

【主治】蜈蚣咬伤。

◎ 012

【处方】芭芒嫩芽、路边青叶各适量。

【用法】共捣烂搽患处，每日换药 2 次。

【主治】蜈蚣咬伤。

◎ 013

【处方】雄黄少许。

【用法】以米酒溶解后涂患处。

【主治】蜈蚣咬伤。

◎ 014

【处方】蟑螂 4 ～ 5 只。

【用法】捣烂敷伤口周围。

【主治】蜈蚣咬伤。

◎ 015

【处方】鲜水八角全草 30 克。

【用法】捣烂，调第二道淘米水自上而下搽患处。

【主治】蜈蚣咬伤。

◎ 016

【处方】公鸡唾液适量。

【用法】将公鸡倒吊，取其吐出的口水涂患处。

【主治】蜈蚣咬伤。

◎ 017

【处方】老虎耳根 30 克。

【用法】捣烂敷伤口。

【主治】蜈蚣咬伤。

◎ 018

【处方】黄糖鸡屎或烟屎适量。

【用法】涂伤口周围。

【主治】蜈蚣咬伤。

◎ 019

【处方】铜钱 1 枚。

【用法】磨取铜粉涂伤口。

【主治】蜈蚣咬伤。

◎ 020

【处方】鲜乌桕叶适量。

【用法】捣烂敷伤口周围。

【主治】蜈蚣咬伤，伤处剧痛。

◎ 021

【处方】鬼针草叶适量。

【用法】揉烂搽伤口，或捣烂敷伤口。

【主治】蜈蚣咬伤，伤处剧痛。

◎ 022

【处方】七叶一枝花（根茎）适量。

【用法】以酒适量磨成浓汁涂伤口。

【主治】蜈蚣咬伤，伤处剧痛。

◎ 023

【处方】红蓖麻叶、石菖蒲各适量。

【用法】共捣烂敷伤口。

【主治】蜈蚣咬伤。

◎ 024

【处方】公鸡冠血数滴。

【用法】先针刺患处挤压出血，再将公鸡冠血滴于伤口。

【主治】蜈蚣咬伤。

◎ 025

【处方】鲜红茹叶数张。

【用法】捣烂涂患处。

【主治】蜈蚣咬伤。

◎ 026

【处方】马莲鞍浆液适量。

【用法】涂患处。

【主治】蜈蚣咬伤。

◎ 027

【处方】蟾蜍尿、穿地龙嫩叶浆各适量。

【用法】涂患处。

【主治】蜈蚣咬伤。

◎ 028

【处方】八角草适量。

【用法】捣烂敷患处。

【主治】蜈蚣咬伤。

◎ 029

【处方】鲜红牛柑子叶、鲜臭茅草各适量。

【用法】嚼烂敷患处（两味药任选一味）。

【主治】蜈蚣咬伤。

◎ 030

【处方】①辣椒 1 个；②鸡冠血适量。

【用法】用方①捣烂搽伤口周围，或用方②搽伤口。

【主治】蜈蚣咬伤。

◎ 031

【处方】①鲜八角莲适量；②鲜水瓜根适量。

【用法】方①嚼烂敷伤口周围，方②捣烂调酒敷伤口，每日各 1 剂。

【主治】蜈蚣咬伤。

◎ 032

【处方】食盐 90 克。

【用法】开水调敷患处。

【主治】蜈蚣咬伤。

◎ 033

【处方】元宝草 30 克。

【用法】捣烂敷患处。

【主治】蜈蚣咬伤。

◎ 034

【处方】田螺蛳数个。

【用法】捣烂敷患处。

【主治】蜈蚣咬伤。

◎ 035

【处方】活蜘蛛 1～2 只。

【用法】将活蜘蛛放于伤口令其吸取毒液。

【主治】蜈蚣咬伤。

◎ 036

【处方】沙姜、陈皮各适量。

【用法】共捣烂敷伤口。

【主治】蜈蚣咬伤。

◎ 037

【处方】凤仙花适量，烟油少许。

【用法】烟油调开水半杯内服，凤仙花捣烂敷患处。

【主治】蜈蚣咬伤，伤口疼痛，发热麻痹。

◎ 038

【处方】酸醋、人指甲各适量。

【用法】将指甲磨醋涂患处。

【主治】蜈蚣咬伤。

◎ 039

【处方】马齿苋菜适量。

【用法】捣烂搽患处，自伤口四周逐渐搽向伤处。

【主治】蜈蚣咬伤。

◎ 040

【处方】旧油纸伞 1 把。

【用法】烧旧油伞，取其烟熏伤口。

【主治】蜈蚣咬伤，局部红肿疼痛。

◎ 041

【处方】鲜王不留行适量。

【用法】捣烂敷患处。

【主治】蜈蚣咬伤。

◎ 042

【处方】芒萁草适量。

【用法】捣烂敷患处。

【主治】蜈蚣咬伤。

◎ 043

【处方】芒萁芯适量。

【用法】嚼烂敷患处，每日换药 1 次。

【主治】蜈蚣咬伤。

◎ 044

【处方】蜘蛛数只。

【用法】捣烂搽患处。

【主治】蜈蚣咬伤。

◎ 045

【处方】八角适量。

【用法】嚼烂敷伤处。

【主治】蜈蚣咬伤。

◎ 046

【处方】木鳖子适量。

【用法】磨酒搽患处。

【主治】蜈蚣咬伤。

◎ 047

【处方】韭菜头适量。

【用法】捣烂，酒炒敷患处。

【主治】蜈蚣咬伤。

◎ 048

【处方】生鸡血、绿豆各适量。

【用法】捣成浆，开水冲服。

【主治】中蜈蚣毒。

◎ 049

【处方】雷公根、沙糖各适量。

【用法】捣烂，开水冲服。

【主治】中蜈蚣毒。

（三）蜘蛛咬伤

　　毒蜘蛛咬伤，局部苍白、发红或发生荨麻疹，但无痛，重者可发生局部组织坏死，或伴全身症状，如头痛头晕、呕吐、四肢软弱、发热、谵妄、呼吸增快、出汗、虚脱，甚至死亡。一般症状消失后，患者在短时间内仍软弱无力或精神萎靡。

◎ 001

【处方】雷公根适量。

【用法】捣烂，加公鸡唾液调匀敷患处，每日换药 1 次。

【主治】蜘蛛咬伤。

◎ 002

【处方】苍耳草叶适量。

【用法】捣烂取汁 1 杯服，药渣敷伤口。

【主治】花蜘蛛咬伤。

◎ 003

【处方】田基黄、七叶一枝花各 9 克，柑子木叶苗 6 克，黄枝叶苗 15 克。

【用法】捣烂自上而下搽伤口周围。

【主治】黑斑蜘蛛咬伤，局部刺痛红肿。

（四）毛虫蜇伤

毛虫蜇伤局部红肿，或发生荨麻疹，有麻辣感，严重者可引起水疱、头痛、头晕。

◎ 001

【处方】黄毛耳草、聚龙过路黄、夏枯草、鲤鱼胆、草鞋根各适量。

【用法】共捣烂敷患处，每日换药 1 次。

【主治】毛虫蜇伤。

◎ 002

【处方】八月泡叶适量。

【用法】捣烂搽患处，每日数次。

【主治】毛虫蜇伤。

三、兽咬伤

（一）老鼠、蝙蝠咬伤

老鼠咬伤主要引起螺旋体病，被咬局部肿痛，经过 2 ～ 4 周的潜伏期后，出现发冷发热，被咬伤处皮肤再次红肿，出现小疱并溃破，在其周围出现皮疹，慢慢波及全身，几天后热度消退，虽然下次的发热期缩短，但在几周内可以反复发作。治宜解毒消炎，消热止痛。蝙蝠咬伤也有类似老鼠咬伤的症状和危害。

◎ 001

【处方】猫头骨 1 块。

【用法】煅成炭，摊在地上，待冷后研末，以茶油调匀搽患处。

【主治】老鼠咬伤。

◎ 002

【处方】金银花、连翘、牛蒡子、天花粉、白芷各6克，乳香4克，细辛2克，甘草3克。

【用法】水煎服，每日1剂。

【主治】老鼠咬伤。

◎ 003

【处方】马齿苋、地丁草、银花藤、生大黄各适量。

【用法】加适量猫尿共捣烂敷患处。

【主治】老鼠咬伤。

◎ 004

【处方】香茅250克，苍耳子60克，糯米90克。

【用法】前两味水煎取汁，与糯米煮粥服食，每日2次，连服3日。

【主治】老鼠咬伤。

◎ 005

【处方】猫胸骨柄适量。

【用法】水煎服，如不愈，用生猫肉煲食。

【主治】带胎老鼠咬伤。

◎ 006

【处方】野油菜数株。

【用法】捣烂敷患处。

【主治】老鼠咬伤。

◎ 007

【处方】荔枝肉适量。

【用法】捣烂敷患处。

【主治】老鼠咬伤。

◎ 008

【处方】红薯藤30斤。

【用法】捣烂，摊在地上，让患者卧下，将药敷满全身（伤口、鼻、眼除外）。

【主治】蝙蝠咬伤。

（二）猫狗咬伤

猫狗等动物牙齿犀利，咬人时用力扭撕、牵拉等，可致伤口处破损较多，且较严重，同时猫狗口腔里有较多细菌和脏物，因此被咬伤后伤口容易合并感染，如果处理不及时或处理不当，可导致伤口难愈合，甚至可诱发破伤风。

如果被携带狂犬病毒的猫狗咬伤，除了咬伤处有瘀点，周围红肿疼痛，还会出现以烦躁、怕风、恐水、畏光、痉挛抽搐，终至瘫痪而危及生命为主要表现的疫病类疾病。本病早期诊断及处理，一般预后良好。若病情严重，可致瘫痪而危及生命。

◎ 001

【处方】半边莲、四方草各适量。

【用法】共捣烂敷患处，每日换药 1 次。

【主治】狗咬伤继发感染。

◎ 002

【处方】万年青 240 克，黄糖 30 克。

【用法】捣烂敷患处。

【主治】狗咬伤，赤痛。

◎ 003

【处方】八角 6 克。

【用法】酒煎服，服至似醉为度。

【主治】家犬咬伤。

◎ 004

【处方】杏仁、甘草各适量。

【用法】嚼烂敷患处。

【主治】家犬咬伤。

◎ 005

【处方】樟木叶适量。

【用法】嚼烂敷患处。

【主治】狗咬发毒症。

◎ 006

【处方】狼毒适量。

【用法】捣烂敷患处。

【主治】猫咬伤、抓伤。

◎ 007

【处方】肥猪肉、节瓜各适量。

【用法】共捣烂敷患处，药干即换。

【**主治**】猫咬伤、抓伤。

◎ 008

【**处方**】梅片 3 克，生石膏 6 克，青绿豆 15 克。

【**用法**】共研末，调茶油涂伤口。

【**主治**】猫咬伤、抓伤。

◎ 009

【**处方**】救必应皮、龙胆草、鲫鱼胆藤各 300 克。

【**用法**】水煎服。

【**主治**】猫咬伤、抓伤。

◎ 010

【**处方**】马蹄蕨适量。

【**用法**】水煎服，并洗患处，药渣捣烂敷患处。

【**主治**】猫咬伤、抓伤。

◎ 011

【**处方**】南酸枣根、苦参各适量。

【**用法**】苦参水煎服；酸醋木根水煎洗伤口，另取白饭木叶、蚂拐草、灯盏草、鸡母虫共捣敷伤口。

【**主治**】猫咬伤。

第六章
其他常见外科疾病

一、唉唠北（冻疮）

冻疮是由低温严寒侵袭人体所致的内部郁血性皮肤病。多见于寒冷的冬春季，好发于手足及耳郭等部位。初起苍白，渐变紫红斑片，自觉灼痛、瘙痒或麻木，日久不愈可变黑糜烂作脓。

◎ 001

【处方】鹅脑 1 个。

【用法】涂搽患处。

【主治】冻疮。

◎ 002

【处方】蟹壳（烧灰存性）、蜂蜜各适量。

【用法】研末调匀涂患处。

【主治】手足冻烂。

◎ 003

【处方】金丝草适量。

【用法】水煎洗患处。

【主治】冻疮。

◎ 004

【处方】生姜、辣椒（去籽）各 60 克，95％酒精 300 毫升。

【用法】浸泡 10～15 日备用，涂患处，每日 1～2 次。

【主治】冻疮，局部发热红肿，疼痛发痒。

◎ 005

【处方】干辣椒（越辣越好）100 克，95％酒精 250 毫升，樟脑 15 克，甘油 10 毫升，冰片 5 克。

【用法】将辣椒切碎，加热水 250 毫升浸泡 10 小时左右，去渣，加入余药搅拌均匀，装瓶密封备用，用时先将局部洗净擦干，然后取上药涂搽按摩患处，每日 3～4 次。

【主治】冻疮未溃破。

◎ 006

【处方】鹅掌皮适量。

【用法】焙干研末，以生油调匀涂患处。

【主治】冻疮。

◎ 007

【处方】生南瓜适量。

【用法】切片搽患处，以自觉发热为度，早晚各 1 次。

【主治】冻疮初起。

◎ 008

【处方】犁头一把，酸笋水适量。

【用法】将犁头烧热，浇上酸笋水，取此水涂患处。

【主治】冻疮。

二、渗裆相（烧烫伤）

烧烫伤是火焰、灼热的气体、液体、固体或电、放射线及化学物质作用于人体而引起的一种损伤，临床以火焰伤和水烫伤常见。祖国医学的烧烫伤具体可分"水烫伤""火疮"等，认为烧烫伤系热毒炽盛灼伤皮肉，导致热盛伤阴、热毒内攻、脏腑不和、阴阳失衡。后期毒邪渐退，久病致气血两亏，或阴伤胃败，进而诸症迭生。治疗一般以清热解毒、养阴、补气养血为主。壮族民间医药对烧烫伤的治疗，尤其是浅度烧烫伤及部分症状的对症处理，有其简便和独到之处。

◎ 001

【处方】金樱根适量。

【用法】水煎，取其上浮泡沫涂患处，每日数次。

【主治】烧烫伤。

◎ 002

【处方】糯米适量。

【用法】烧存性，研末撒创面，每日 1 ～ 2 次。

【主治】烧伤感染。

◎ 003

【处方】五眼果适量。

【用法】捣烂煮成糊状，加猪骨灰调匀涂患处。

【主治】烧伤。

◎ 004

【处方】海桐皮叶适量。

【用法】焙干研末,用生油调匀涂患处。若创面有浆液渗出,可直接用药末撒患处。

【主治】烧伤。

◎ 005

【处方】鲜朝天罐根适量。

【用法】捣烂敷患处,亦可研末撒患处,每日换药 1 次。

【主治】烧伤感染。

◎ 006

【处方】青菜叶适量。

【用法】捣烂敷患处,每日 1 次。

【主治】烧烫伤。

◎ 007

【处方】黄连、黄柏、赤芍、白芷各 6 克,大黄、黄芩、龙骨、赤石脂、猫骨灰各 9 克,刘寄奴、生石膏各 4.5 克,梅片 1.8 克。

【用法】共研细末,与茶油调匀涂患处。

【主治】烧烫伤。

◎ 008

【处方】青蒟、蛤蒟、食盐各适量。

【用法】捣烂,取汁调食盐涂患处。

【主治】烧伤。

◎ 009

【处方】大黄粉适量。

【用法】先用桐油涂患处,再撒上大黄粉。

【主治】烧伤。

◎ 010

【处方】鲜天南星、生石膏、梅片、落葵各等份。

【用法】共捣烂敷患处,伤后 12 小时内用药。

【主治】烧烫伤。

◎ 011

【处方】鸭舌草适量。

【用法】捣烂,调油敷患处。

【主治】烧伤。

◎ 012

【处方】毛冬青树叶适量。

【用法】煎水取浓汁洗创面,如创面渗出液较多,则先用茶油涂搽,再用狗屎树叶烤干研粉撒患处。

【主治】烧伤。

◎ 013

【处方】救必应、百解叶各适量。

【用法】捣烂绞汁涂患处。

【主治】烧烫伤。

◎ 014

【处方】龙须茶适量。

【用法】捣烂,用第二道淘米水调匀,取汁涂患处,每日数次。

【主治】烧烫伤。

◎ 015

【处方】臭牡丹叶适量。

【用法】捣烂,用冷开水调匀,取汁涂患处。

【主治】烧烫伤。

◎ 016

【处方】黄柏皮、岩黄连或刺黄连适量。

【用法】煎水,待冷后洗患处,每日1剂。

【主治】烧烫伤。

◎ 017

【处方】路边菊全草适量。

【用法】捣烂,用第二道淘米水调匀涂患处。

【主治】烧烫伤。

◎ 018

【处方】毛冬青叶适量。

【用法】捣烂,用第二道淘米水调匀,取汁涂患处。

【主治】烧烫伤。

◎ 019

【处方】金花草适量。

【用法】捣烂敷患处，患处发热即换药。

【主治】烧烫伤。

◎ 020

【处方】金樱根 500 克。

【用法】熬成膏涂患处，每日 2 次。

【主治】烧烫伤。

◎ 021

【处方】路边青适量。

【用法】捣烂，调桐油或茶油搽患处。

【主治】烫伤。

◎ 022

【处方】冷水花、毛冬青各适量。

【用法】先将石旱菜捣烂，隔纱布敷患处，2 天后用毛冬青水煎洗患处。

【主治】火药烧伤。

◎ 023

【处方】鬼针草 40 克。

【用法】捣烂，加米酒炒热敷患处。

【主治】烧伤。

◎ 024

【处方】白背桐花、果、穗各适量。

【用法】烧灰，调冷开水涂患处。如Ⅲ度烧伤，可加狗骨灰适量。

【主治】烧烫伤。

◎ 025

【处方】鲜藤三七适量。

【用法】捣烂榨汁涂患处。

【主治】烧烫伤。

◎ 026

【处方】鲜辣椒叶、鲜硬叶兰、鲜毛茹叶各适量。

【用法】加淘米水共捣烂，榨汁搽患处。

【主治】烧烫伤。

◎ 027

【处方】鹅油、石灰水各适量。

【用法】调匀搽患处，或用沙纸浸湿后敷患处。

【主治】烧烫伤。

◎ 028

【处方】岗稔果适量。

【用法】晒干研粉，以生食用油调匀涂患处。

【主治】烧烫伤。

◎ 029

【处方】陈旧石灰、冰片、芝麻油各适量。

【用法】石灰加水调成乳状，待沉淀后取其上清液与芝麻油、冰片调匀涂患处，每日 2 ～ 3 次。

【主治】烧烫伤。

◎ 030

【处方】野板栗树二层皮适量。

【用法】水煎，浓缩成浆膏状涂患处。

【主治】烧烫伤。

◎ 031

【处方】红芽两面针（取高山石砂处生长者最佳）适量。

【用法】研末，调生茶油涂患处。

【主治】烧烫伤。

◎ 032

【处方】红龙船花全株适量。

【用法】捣烂取汁涂患处。

【主治】烫伤。

◎ 033

【处方】路边青、大叶黄花母、南酸枣树皮各 250 克。

【用法】煎水，待冷后用棉球蘸药水清洗患处。

【主治】烫伤。

◎ 034

【处方】猪胆汁、石灰、青矾、桐油树叶、棕树叶各适量，鹅蛋 1 个（取蛋清）。

【用法】石灰、青矾研末，调猪胆汁和鹅蛋清涂患处。待热辣感消失后，用桐油树叶、棕树叶烧灰调桐油涂患处。

【主治】烧烫伤。

◎ 035

【处方】狗脚迹叶、红接骨草、海螵蛸各 15 克，黄丹 3 克。

【用法】共研末，调鸡蛋清搽患处，每日数次，搽药前先用茶水洗净患处。

【主治】烧烫伤。

◎ 036

【处方】金樱子适量。

【用法】煎熬成膏搽患处。

【主治】烧伤。

◎ 037

【处方】茶树根适量。

【用法】水煎沸，取其泡沫涂患处，每月数次。

【主治】烧烫伤。

◎ 038

【处方】金樱根、酸枣树根各适量。

【用法】熬膏，调猪油、冰片少许敷患处，每日换药 1 次。

【主治】烧烫伤。

◎ 039

【处方】苏木 30 克，韭菜 120 克。

【用法】水煎服，每日 1 剂，忌吃鸡蛋。

【主治】烧烫伤。

◎ 040

【处方】鲜山落地生根适量。

【用法】捣烂敷患处。

【主治】烧伤，疮疖。

◎ 041

【处方】水榕木皮、粗麻叶、石膏各适量。

【用法】共捣烂敷患处。

【主治】烧伤。

◎ 042

【处方】老虎耳叶或根适量。

【用法】以米双酒浸泡，取药液频涂患处。

【主治】烧烫伤。

◎ 043

【处方】青黛、梅片、白及、儿茶、血竭各适量。

【用法】共研末，以茶油调匀涂患处。

【主治】烧烫伤。

◎ 044

【处方】酸笋水适量。

【用法】淋洗患处。

【主治】烫伤。

◎ 045

【处方】川连、犀角、麦冬、红花、生地黄、栀子、黄芩、黄柏、地榆、大黄、桔梗、赤芍、玄参、连翘各适量。

【用法】加水两碗煎取八成，服至泻尽瘀血为度。

【主治】烧伤。

◎ 046

【处方】旱禾杆 10 条（煅炭），川连 4.5 克，刘寄奴 6 克。

【用法】共研末，与浓茶调匀涂患处。

【主治】烧伤。

◎ 047

【处方】生猪骨、生柏叶、枫木叶、生大黄各适量。

【用法】共捣烂取汁，加盐、酒少许调匀涂患处。

【主治】烧烫伤。

◎ 048

【处方】煤油 30 毫升，冰片 20 克。

【用法】拌匀涂患处。

【主治】烧烫伤。

◎ 049

【处方】鱼油、蛇油各 20 毫升。

【用法】拌匀涂患处，每日 4 次。

【主治】烧烫伤。

◎ 050

【处方】蚯蚓、白糖各适量。

【用法】共捣烂敷患处。

【主治】烧烫伤。

◎ 051

【处方】山楂叶、红芙蓉树叶各等量。

【用法】捣烂敷患处。

【主治】烧烫伤。

◎ 052

【处方】马槟榔适量。

【用法】磨酒搽患处。

【主治】烧烫伤。

◎ 053

【处方】鲜白花茶叶适量。

【用法】水煎洗患处；另用叶焙干研末，调茶油涂患处，如患处有浆液渗出，外洗后可将药末直接撒患处。

【主治】烧烫伤。

◎ 054

【处方】红蓼适量。

【用法】水煎洗患处，每日 2～3 次。

【主治】烧烫伤。

◎ 055

【处方】白及 30 克，米浆适量。

【用法】白及研末，调米浆敷患处。

【主治】烧烫伤。

◎ 056

【处方】苦楝树白皮适量。

【用法】研末调茶油涂患处。

【主治】烧烫伤。

◎ 057

【处方】南酸枣树皮、鹅油各适量。

【用法】先用酸枣木皮水煎洗患处，再用鹅油涂患处。

【主治】烧伤。

◎ 058

【处方】鸡蛋白、百草霜、葫芦瓜、麻油各适量。

【用法】研末，调入油蛋搽患处。

【主治】烧烫伤。

◎ 059

【处方】脚板薯、川连末各适量。

【用法】脚板薯捣浆，调川连末搽患处。

【主治】烧烫伤，创面溃烂。

◎ 060

【处方】刺蓬公根皮适量。

【用法】捣烂，加清水搅拌至起泡沫，取泡沫涂患处。

【主治】烧烫伤。

◎ 061

【处方】鲜红野芋头、鲜马莲鞍各适量。

【用法】共捣烂敷患处。

【主治】烧烫伤。

◎ 062

【处方】松木笔 500 克，茶油 500 毫升。

【用法】松木笔捣烂，加茶油调拌绞浓汁搽患处。

【主治】烧烫伤。

◎ 063

【处方】干狗屎适量。

【用法】烧存性，调麻油搽患处。

【主治】烧烫伤。

◎ 064

【处方】云实叶、糯米各适量。

【用法】共捣烂敷患处。

【主治】烧伤。

◎ 065

【处方】白菜茎叶适量，生盐少许。

【用法】共捣烂，取汁涂患处。

【主治】烧伤，红肿刺痛，起疱或溃烂。

◎ 066

【处方】生石膏、生芦荟各 120 克，绿豆 30 克。

【用法】生石膏、绿豆研粉，生芦荟捣烂取汁，共调匀涂患处，每日 3 次。

【主治】烧烫伤，刺痛起泡或溃烂。

◎ 067

【处方】蔷薇叶 300 克，米双酒 240 毫升。

【用法】捣烂，调酒敷患处，每日换药 1 次。

【主治】烧烫伤，刺痛起疱或溃烂。

◎ 068

【处方】鹅油 30 毫升，人头发 3 克，白芷 3 克，梅片 1.5 克。

【用法】鹅油煎沸，加入人头发使之熔化，再加入白芷煎约 10 分钟后去渣，待凉后加入梅片调匀涂患处，每日 2 次。

【主治】烧烫伤，局部溃烂刺痛。

◎ 069

【处方】救必应、大黄各 30 克，荞麦 15 克，金银花适量。

【用法】前三味共研末，用金银花煎水调匀涂患处。忌食热毒之品。

【主治】烧烫伤，局部灼热起疱、疼痛。

◎ 070

【处方】鲜野芋头适量。

【用法】捣烂敷患处。

【主治】烧烫伤。

◎ 071

【处方】石灰水、麻油各适量。

【用法】共调匀涂患处。

【主治】烧烫伤。

◎ 072

【处方】大南瓜 1 个。

【用法】切碎放入罐中封好，待南瓜化为水后取水（越陈越好）涂患处。

【主治】烧烫伤。

◎ 073

【处方】鲜鱼胆汁适量。

【用法】涂患处，每日数次。忌食热毒之品。

【主治】烧烫伤。

◎ 074

【处方】山枣木根皮 2500 克，鸡矢藤 1500 克。

【用法】加水 15000 毫升，文火煎 24 小时去渣，浓缩成膏，取药膏涂患处，每日 3 次。

【主治】烧烫伤，红肿刺痛，起疱或溃烂。

◎ 075

【处方】茶油 250 毫升，生石灰适量。

【用法】生石灰加水拌匀，待沉淀后取上清液与茶油调成乳膏状，涂患处。

【主治】烧烫伤。

◎ 076

【处方】地龙、熟石膏、扁柏、地榆各 30 克，黄连 25 克，冰片适量。

【用法】共研末，调茶油涂患处；也可直接用药末撒患处。

【主治】烧烫伤。

◎ 077

【处方】金樱根、黄糖各适量。

【用法】金樱根浓煎，待冷后洗患处，再将黄糖烧焦研末，调茶油涂患处。

【主治】烧烫伤。

◎ 078

【处方】白颈蚯蚓数条，新鲜沙牛屎或童便 1 杯，小号水杨梅根皮、黄糖各适量。

【用法】共捣烂，调匀敷患处。

【主治】烧烫伤。

◎ 079

【处方】桐油树花适量。

【用法】置瓶内密封，待腐化后取其水涂患处。

【主治】烧烫伤。

◎ 080

【处方】白颈蚯蚓数条，金樱根适量。

【用法】先用金樱根水煎洗患处，再将白颈蚯蚓洗净捣烂，调蜂蜜敷患处。

【主治】烫伤。

◎ 081

【处方】桐油树叶、鬼画符叶各适量。

【用法】桐油树叶水煎洗患处，黑面神叶晒干研末，调茶油涂患处。

【主治】烧烫伤。

◎ 082

【处方】石苋菜适量。

【用法】捣烂敷患处。

【主治】烧烫伤，青竹蛇咬伤。

◎ 083

【处方】六月芋（去皮）适量。

【用法】捣烂敷患处。

【主治】烧烫伤。

◎ 084

【处方】鲜仙人掌适量。

【用法】捣烂敷患处。

【主治】烧烫伤。

◎ 085

【处方】生石膏粉、无爷藤各适量。

【用法】生石膏粉浸取上清液一碗，滴入茶油成膏状，无爷藤取汁，加入药膏内拌匀涂患处。

【主治】烧伤。

◎ 086

【处方】抱布木芯、鸡蛋各适量。

【用法】抱布木芯捣烂，与鸡蛋调匀敷患处。

【主治】烧伤。

◎ 087

【处方】猪肚木皮、陈石灰水、桐油各适量。

【用法】猪肚木皮捣烂，加入陈石灰水、桐油调匀，取汁涂患处。

【主治】烧烫伤。

◎ 088

【处方】甘遂适量。

【用法】研末，调茶油涂患处。

【主治】烧烫伤。

◎ 089

【处方】韭菜 120 克，石灰 18 克，茶油 30 毫升。

【用法】共捶成膏，涂患处。

【主治】烧烫伤。

三、外伤感染

开放性损伤，异物进入伤口，易引起细菌感染，一旦发生感染，伤口难以愈合，可出现局部严重疼痛、全身发热等症状。

◎ 001

【处方】过山龙 10～15 克，大钻、五味、香山、胡椒、千斤拔、白背风、血风藤、有刺盐肤木各 10 克。

【用法】水煎服，或配猪骨头炖服，每日 1 剂。

【主治】外伤感染。

◎ 002

【处方】飞龙掌血、翠云草、犁头草、田基黄、榕树叶、芙蓉根各适量。

【用法】共捣烂敷患处，敷药前先用浓茶洗净局部，每日 1 剂。

【主治】外伤感染。

◎ 003

【处方】毛冬青嫩叶、海金沙藤各适量。

【用法】焙干研细末，创口局部消毒后撒上药粉，再以棉垫胶布固定，每日 1 剂。

【主治】术后切口感染。

◎ 004

【处方】①毛冬青 24 克，黑心姜、仙茅、穿心草、肿节风各 15 克；②肿节风粉适量。

【用法】方①以纱布包裹，塞入猪心内炖熟去渣，分 2 次服完；方②撒患处，或开水调匀敷患处。

【主治】术后感染。

◎ 005

【处方】苍耳根 60 克。

【用法】嚼烂敷患处。

【主治】伤口红肿疼痛、发热。

◎ 006

【处方】百草霜适量。

【用法】撒患处。

【主治】伤口化脓，久不愈合。

◎ 007

【处方】①红钻、野黄皮、红狗肠、红蛇过、草鞋根、寮刁竹、八百力各适量；②方①加大钻、小钻、钩藤各适量。

【用法】方①研粉，以米醋调匀敷患处，每日1次；方②水煎洗患处，每日1剂。

【主治】皮肤感染。

◎ 008

【处方】山黄皮、金银花藤、黄连、八百力、杠板归、黄柏皮各适量。

【用法】水煎洗患处，每日1剂。

【主治】皮肤感染。

◎ 009

【处方】鲜羊角菜250克，鲜烟叶3～4张，鲜八角叶适量。

【用法】共捣烂，调酸醋敷患处。

【主治】皮肤溃烂。

◎ 010

【处方】地枇杷、钩藤各等量。

【用法】水煎洗患处；另取上药研末撒于溃疡面上，每日1～2次。

【主治】外伤皮肤溃疡，久不收口。

◎ 011

【处方】陈年酸笋水、陈年酸笋、桃树二层皮、石灰各适量。

【用法】陈年酸笋水煮热，温洗患处；余药捣烂敷伤口周围。

【主治】刀伤感染。

◎ 012

【处方】白蜡、柿饼、胭脂水粉、猪板油各适量。

【用法】共捣烂敷伤口。

【主治】刀伤，伤口溃烂或久不收口。

◎ 013

【处方】救必应适量。

【用法】水煎洗患处，每日2～3次。

【主治】外伤久不收口。

◎ 014

【处方】煅墙上螺蛳壳适量，冰片少许。

【用法】研末，调开水搽患处。

【主治】刀伤，伤口久不愈合。

◎ 015

【处方】杉木皮、当归炭、生半夏、赤石脂、头发灰、大梅片、白芷、蒲黄、乳香、没药、血竭、白蔹各适量。

【用法】研末敷患处。

【主治】刀伤久不愈合。

◎ 016

【处方】珍珠、牡丹皮、麝香、龙骨、田七各 6 克，琥珀 18 克，乳香、没药各 3 克，血竭 4.5 克，白蜡 12 克，赤石脂、轻粉各 3 克，冰片 1.5 克。

【用法】研末敷伤口，敷药前先用葱头、五加皮水煎洗伤口。

【主治】刀伤久不收口。

◎ 017

【处方】棕树苔花适量。

【用法】淘米水煎服，另取上药置瓦上烘干研末敷患处。

【主治】刀伤久不收口。

◎ 018

【处方】杜仲、大柴胡、白背桐叶、飞龙掌血皮各适量。

【用法】共研末敷患处，每日 1 次。

【主治】各种创伤久不收口。

壮药

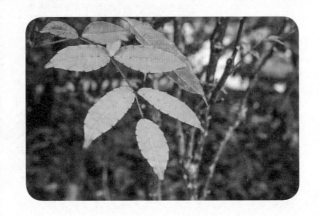

艾纳香

【来源】本品为菊科植物大风艾 *Blumea balsamifera*（L.）DC. 的地上部分。生于山地林缘、荒坡，也有栽培。分布于百色、河池、南宁等地。全年可采，鲜用或阴干用。

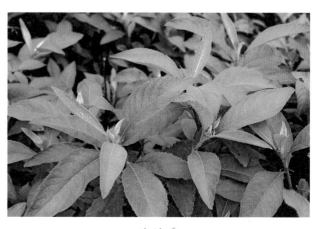
艾纳香

【性味】热，辣、苦。

【功效】通龙路、火路，调谷道，祛风毒，除湿毒，杀虫。

【主治】贫痧（感冒），厩利（痢疾），白冻（泄泻），约京乱（月经不调），京尹（痛经），兵吟（筋骨疼痛），林得叮相（跌打损伤），能啥能累（湿疹），痂（癣）。

八角枫

【来源】本品为八角枫科植物八角枫 *Alangium chinense*（Lour.）Harms 的根。支根名为"白金条"，须根名为"白龙须"。生于山野、路旁灌木丛中。分布于广西各地。夏、秋季采，晒干用。

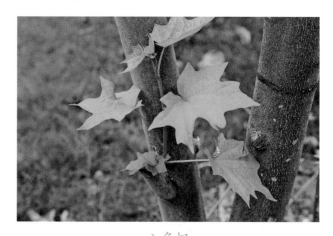
八角枫

【性味】微热，苦、麻、辣；有毒。

【功效】通火路、龙路，祛风除湿，温经脉，散瘀止痛。

【主治】发旺（风湿骨痛），林得叮相（跌打损伤），麻抹（肢体麻木），麻邦（瘫痪），旁巴尹（肩周炎），活邀尹（颈椎病），核尹（腰痛）。

八角莲

【来源】本品为小檗科植物八角莲 *Dysosma versipellis*（Hance）M. Cheng ex Ying 的根状茎。生于荫蔽林下或沟边潮湿处。分布于贺州、上林、龙州、德保、都安、金秀、三江、全州、容县等地。秋、冬季采，洗净，晒干用。

【性味】平，苦、辣；有小毒。

【功效】清热毒，祛风毒，除湿毒。

【主治】货烟妈（咽痛），呗农（痈疮），呗疔（疔疮），呗奴（瘰疬），林得叮相（跌打损伤），额哈（毒蛇咬伤），发旺（风湿痹痛）。

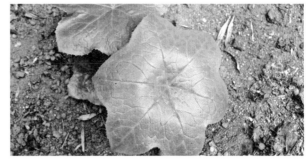
八角莲

白饭树

【来源】本品为大戟科植物白饭树 *Flueggea virosa*（Roxb. ex Willd.）Baill. 的全株。生于丘陵、山坡灌丛、河边。分布于广西各地。切段，晒干用。

【性味】寒，苦、微涩；有小毒。

【功效】清热毒，祛风毒，除湿毒，消肿痛，止痒。

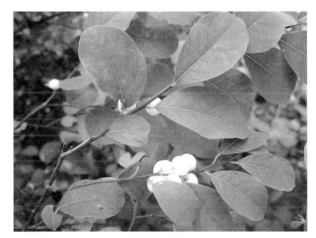
白饭树

【主治】隆白呆（带下病），发旺（风湿痹痛），林得叮相（跌打损伤），水痘，能晗能累（湿疹、皮肤瘙痒），呗农（痈疮），呗疔（疔疮），狠尹（疖肿），鸡眼，骨刺伤感染，渗裆相（烧烫伤）。

白花丹

【来源】本品为白花丹科植物白花丹 *Plumbago zeylanica* L.的全草。生于沟谷、荒地、村边。分布于南宁、凌云、那坡、恭城、岑溪、博白、陆川、贵港等地。全年可采，洗净，晒干用；叶鲜用。

【性味】温，辣、苦、涩；有毒。

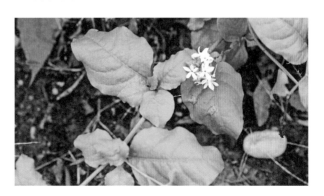
白花丹

【功效】调龙路、火路，解毒散瘀止痛，除风毒，调谷道。

【主治】额哈（毒蛇咬伤），恶疮，嘻尹（乳癖），发旺（风湿痹痛），胴尹（胃痛），肝脾肿大，痂（癣），唉冉（疥疮）。

189

白花蛇舌草

【来源】本品为茜草科植物白花蛇舌草 *Hedyotis diffusa* Willd. 的全草。生于山坡、荒地、路边草丛。分布于南宁、柳州、玉林、岑溪、平南、金秀等地。夏、秋季采，鲜用或晒干用。

【性味】寒，甜、苦。

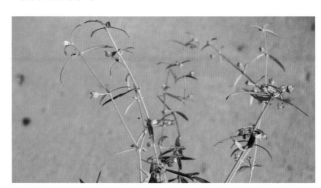

白花蛇舌草

【功效】通龙路，散结消肿，解热毒，除湿毒。

【主治】癌肿，能蚌（黄疸），屙利（痢疾），货烟妈（咽痛），呗奴（瘰疬），肉扭（淋证），呗农（痈疮），唭疳（疳积），隆白呆（带下病），额哈（毒蛇咬伤）。

百　部

【来源】本品为百部科植物对叶百部 *Stemona tuberosa* Lour. 的块根。生于杂木林下或丘陵灌丛。分布于桂林、梧州、防城港、容县、龙州、凌云、乐业、南丹、天峨。春、秋季采，除去须根，洗净，置沸水中略烫或蒸至无白心，取出晒干用。

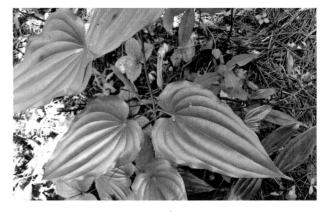

百部

【性味】微热，甜、苦。

【功效】调气道，止咳，杀虫止痒。

【主治】埃病（咳嗽），唉百银（百日咳），外用于头虱、体虱、歇含（阴痒）。

百解藤

【来源】本品为防己科植物粉叶轮环藤 *Cyclea hypoglauca*（Schauer）Diels 的藤茎。生于山坡、林缘、路边。分布于广西各地。全年可采，洗净，晒干用。

【性味】寒，苦。

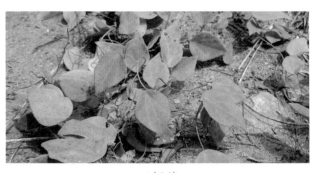

百解藤

190

【功效】清热毒，利水道，镇痛。

【主治】火毒蕴结，乳蛾喉痹，货烟妈（咽喉肿痛），粉尹（齿龈肿痛），口舌生疮，额哈（毒蛇咬伤）。

半边莲

【来源】本品为桔梗科植物半边莲 *Lobelia chinensis* Lour. 的全草。生于田边、沟边湿地。分布于南宁、北海、隆林、陆川、桂平、贵港、岑溪、梧州、平乐等地。夏、秋季采，洗净，鲜用或晒干用。

【性味】平，辣、微苦。

【功效】清热毒，利水道。

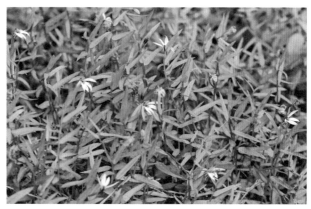
半边莲

【主治】额哈（毒蛇咬伤），呗农（疮疡肿毒），北嘻（乳痈），药食中毒，笨浮（水肿）。

半枝莲

【来源】本品为唇形科植物半枝莲 *Scutellaria barbata* D. Don 的全草。生于田边、沟边、荒野湿地。分布于广西各地。夏、秋季采，洗净，鲜用或晒干用。

【性味】寒，辣、苦。

【功效】清热毒，除湿毒，通水道。

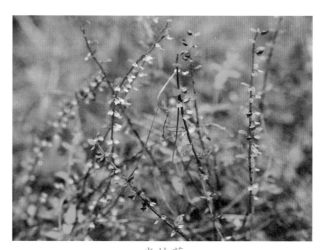
半枝莲

【主治】呗农（痈疮），货烟妈（咽痛），林得叮相（跌打损伤），笨浮（水肿），能蚌（黄疸），额哈（毒蛇咬伤）。

蚌花

【来源】本品为鸭跖草科植物紫背万年青 *Tradescantia spathacea* Swarz. 的全草。栽培于庭院、花圃。分布于广西各地。全年可采，鲜用或阴干用。

【性味】寒，甜、淡。

【功效】叶：通龙路、火路，清热毒，止血，止咳。花叶：调气道、谷道，散结肿。

【主治】叶：埃病（咳嗽），相内（劳伤），埃嘞（咳血），鹿嘞（吐血、咯血），阿意嘞（便血），渗裂（衄血），唉百银（百日咳），屙利（痢疾），发旺（风湿痹痛），兰奔（头晕），林得叮相（跌打损伤），呗奴（瘰疬）。花叶：埃病（咳嗽），唉百银（百日咳），呗奴（瘰疬），屙利（痢疾），阿意嘞（便血）。

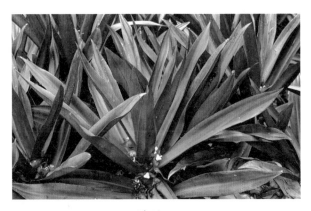

蚌花

薄 荷

【来源】本品为唇形科植物薄荷 *Mentha canadesis* L. 的全草。多为栽培，也有野生于小溪沟边、山野阴湿处。分布于广西各地。夏末采，阴干用；鲜品随采随用。

【性味】凉，辣。

【功效】祛风毒，清热毒。

【主治】痧病，邦印（痛证），

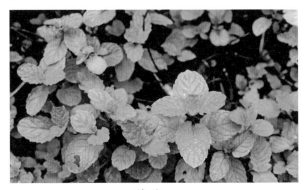

薄荷

货烟妈（咽痛），笃麻（麻疹），唛蛮（风疹）。

爆牙郎

【来源】本品为野牡丹科植物印度野牡丹 *Melastoma normale* D. Don 的根、叶。生于土岭荒野。分布于广西各地。秋、冬季采，洗净切片，晒干用。

【性味】微热，甜、酸、涩。

【功效】调龙路，通谷道，除湿毒，止血。

【主治】兵淋嘞（崩漏），

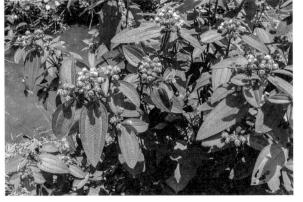

爆牙郎

内伤、外伤出血，隆白呆（带下病），屙利（痢疾），白冻（泄泻），兵西弓（肠痈），呗农（疮疡肿毒），额哈（毒蛇咬伤）。

蓖 麻

【来源】本品为大戟科植物蓖麻 *Ricinus communis* L. 的成熟种子。野生或栽培。分布于广西各地。秋季果实变棕色，果皮未裂开时分批采摘，除去果皮，晒干用。

【性味】平，辣、甜；有小毒。

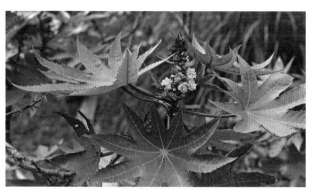

蓖麻

【功效】解疮毒，杀虫，润谷道。

【主治】呗农（疮疡肿毒），渗裆相（烧烫伤），能晗能累（湿疹、瘙痒），痂（癣），阿意囊（便秘），东朗（食积）。

薜 荔

【来源】本品为桑科植物薜荔 *Ficus pumila* L. 的花序托、茎叶。攀生于墙壁、树干或石头上。分布于广西各地。秋季采摘花序托，沸水烫煮片刻后取出，晒干用；茎叶随采随用。

【性味】花序托：寒，甜。茎、叶：寒，酸。

【功效】花序托：通龙路，利水道，祛风毒，除湿毒，通乳。

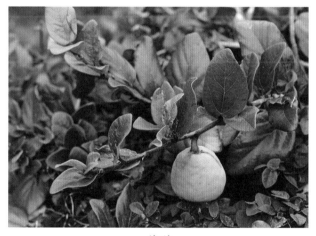

薜荔

茎、叶：通龙路、火路，利水道，祛风毒，除湿毒，消肿痛。

【主治】花序托：发旺（风湿痹痛），屙利（痢疾），肉扭（淋证），林得叮相（跌打损伤），约京乱（月经不调），北嘻（乳痈），乳汁不通，漆疮，呗农（痈疮）。茎、叶：发旺（风湿痹痛），核尜尹（坐骨神经痛），白冻（泄泻），屙利（痢疾），肉扭（淋证），笨浮（水肿），瘴笃（疟疾），京瑟（闭经），产呱瞵尹（产后腹痛），货烟妈（咽喉肿痛），棱尹（睾丸肿痛），漆疮，呗农（痈肿），林得叮相（跌打损伤）。

卜 芥

【来源】本品为天南星科植物尖尾芋 *Alocasia cucullata*（Lour.）Schott 的根茎。生于沟边、村旁湿地。分布于南宁、桂林、龙州、隆林。全年可采，鲜用或晒干用。

【性味】寒，辛、微苦；有大毒。

【功效】清热解毒，散结止痛。

【主治】钩端螺旋体病，呗奴（瘰疬），呗农（痈肿），慢性骨髓炎，额哈（毒蛇咬伤），毒峰蜇伤。生品有大毒，禁内服，内服需经炮制且不可过量。外用宜慎，因本品外敷有发疱作用。

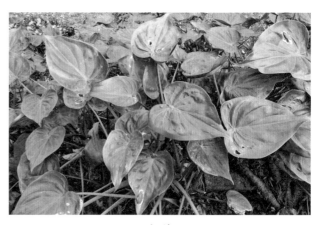

卜芥

苍　耳

【来源】本品为菊科植物苍耳 *Xanthium strumarium* L. 的成熟带总苞的果实。生于丘陵、荒地、村边、路旁。分布于广西各地。夏、秋季采，晒干用。

【性味】温，苦、甜、辣；有小毒。

【功效】通气道，散风寒，通鼻窍，祛风湿，止痒。

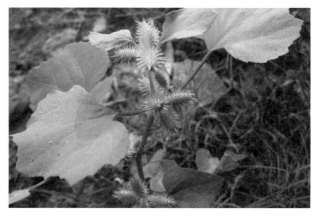

苍耳

【主治】贫痧（感冒），楞涩（鼻炎），楞哝（鼻渊），巧尹（头痛），发旺（风湿痹痛），唛蛮（风疹），能晗能累（湿疹、瘙痒）。

侧　柏

【来源】本品为柏科植物侧柏 *Platycladus orientalis*（L.）Franco 的嫩枝叶。喜生于湿润肥沃的山坡，多为栽培。分布于广西大部分地区。夏、秋季采，阴干，生用或炒炭用。

【性味】寒，苦、涩。

【功效】凉血止血，调龙路，祛痰止咳。

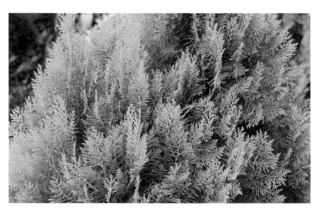

侧柏

【主治】鹿嘞（吐血），渗裂（衄血），鹿嘞（咯血），阿意嘞（血痢），兵淋嘞（崩漏），埃病（咳嗽）。

茶　辣

【来源】本品为芸香科植物吴茱萸 *Tetradium ruticarpum*（A. Jussicu）T. G. Hartley 的果实。多为栽培。分布于南宁、田林、凌云、乐业、天峨、都安、融水、龙胜、灵川、兴安、资源。秋季果实近成熟时，连果枝剪下，阴干用。

【性味】温，苦、辣。

【功效】调气机，止疼痛，利谷道、水道。

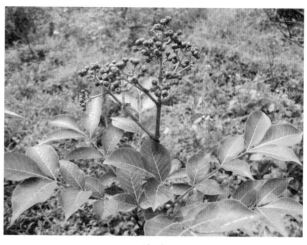

茶辣

【主治】虚寒胴尹（胃痛），贫痧（感冒），白冻（泄泻），笨浮（水肿），林得叮相（跌打损伤），口疮（口腔溃疡），能啥能累（湿疹、瘙痒）。

车前草

【来源】本品为车前科植物车前 *Plantago asiatica* L. 的全草。生于山野、路旁、花圃或菜园。分布于广西各地。夏季采，鲜用或晒干用。

【性味】寒，甜。

【功效】清热毒，调水道，凉血。

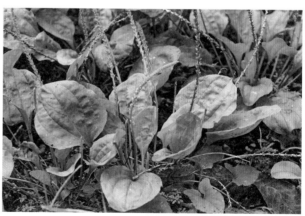

车前草

【主治】肉扭（淋证），肉卡（癃闭），白冻（泄泻），埃病（咳嗽），幽嘞（尿血），呗农（痈疮）。

重　楼

【来源】本品为百合科植物七叶一枝花 *Paris polyphylla* Smith 的根茎。生于高山密林阴湿处。分布于那坡、隆林、柳城、三江、融水、金秀、昭平等地。秋季采，除去须根，洗净，晒干用。

【性味】微寒，苦；有小毒。

【功效】调火路，清热毒。

【主治】用于货烟妈（咽喉肿痛），埃病（咳嗽），呗疔（疔疮），呗农（痈疮），额哈（毒蛇咬伤），林得叮相（跌打伤痛）。

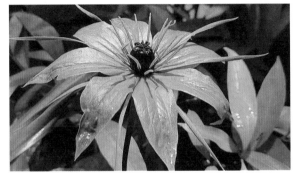

重楼

臭牡丹

【来源】本品为唇形科植物臭牡丹 *Clerodendrum bungei* Steud. 的根、茎、叶。生于山坡、路旁、屋边阴湿处。分布于广西各地。夏季采，晒干用。

【性味】温，苦、麻、辣；有小毒。

【功效】通火路、龙路，祛风除湿，解毒消肿。

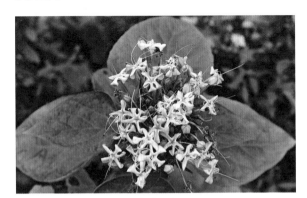

臭牡丹

【主治】发旺（痹病），豪尹（牙痛），能晗能累（湿疹、瘙痒），呗农（疮疡），北嘻（乳痈），仲嘿唉尹（痔疮），约京乱（月经不调），奔寸（子宫脱垂）。

穿破石

【来源】本品为桑科植物构棘 *Maclura cochinchinensis*（Lour.）Corner 的根。生于疏林和灌丛中。分布于广西各地。全年可采，洗净切碎，鲜用或晒干用。

【性味】凉，淡、微苦。

【功效】祛风毒，清热毒，止咳喘，化痰湿，散瘀血，消肿痛，通经络。

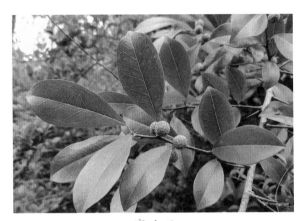

穿破石

【主治】钵痨（肺痨），鹿嘞（咯血），能蚌（黄疸），胴尹（胃痛），蛊病（臌胀），肉扭（淋证），发旺（痹病），呗农（痈肿），呗疔（疔疮），航靠谋（痄腮），京瑟（闭经），林得叮相（跌打损伤）。

穿心莲

【来源】本品为爵床科植物穿心莲 *Andrographis paniculata*（Burm. f.）Nees 的全草。多为栽培。分布于广西东部、西部和南部地区。秋初茎叶茂盛时采割，干燥用。

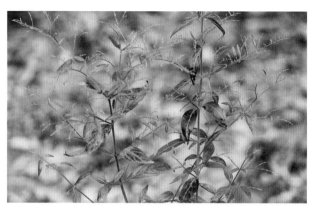
穿心莲

【性味】寒，苦。

【功效】通火路，清热毒，除湿毒，消肿止痛。

【主治】贫痧（感冒），渗裂（衄血），货烟妈（咽痛），埃病（咳嗽），能蚌（黄疸），全本痨（肺痨），胃肠炎，屙利（痢疾），肉扭（淋证），呗农（痈疮），钩端螺旋体病，隆白呆（带下病），渗裆相（烧烫伤），额哈（毒蛇咬伤）。

串钱草

【来源】本品为豆科植物排钱树 *Phyllodium pulchellum*（L.）Desv. 的地上部分。生于山坡、疏林或沟谷溪旁。分布于南宁、靖西、北流、平南、苍梧、昭平等地。夏、秋季采，鲜用或晒干用。

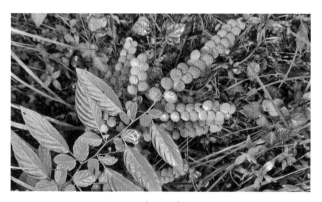
串钱草

【性味】平，淡、涩；有小毒。

【功效】通龙路、火路，调谷道，利水道，清热毒，除湿毒。

【主治】能蚌（黄疸），奄寸（子宫脱垂），肝脾肿大，贫痧（感冒），发旺（风湿痹痛），林得叮相（跌打损伤），呗农（痈疮）。

大驳骨

【来源】本品为爵床科植物黑叶小驳骨 *Justicia ventricosa* Wallich ex Hooker. 的全株。生于山地、溪边、路旁灌丛，常栽培做绿篱。分布于广西各地。全年可采，洗净切段，晒干用。

【性味】平，辣、微酸。

【功效】通龙路，散瘀消肿止痛，祛风除湿。

【主治】林得叮相（跌打损伤），夺扼（骨折），发旺（风湿痹痛），腰腿痛，叮相噢嘞（外伤出血）。

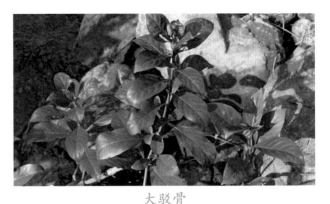

大驳骨

大叶桉

【来源】本品为桃金娘科植物 桉 *Eucalyptus robusta* Smith 的叶。生于山地、路旁，多为栽培。分布于广西各地。全年可采，阴干用。

【性味】平，麻、辣、苦。

【功效】祛风毒，通气道，清热毒，祛瘴毒，收敛生肌，止痒。

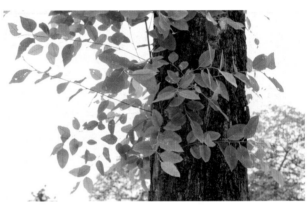

大叶桉

【主治】贫痧（感冒），啼痧（痧症），瘴笃（疟疾），屙利（痢疾），（丹毒），呗农（痈肿），渗裆相（烧烫伤），溃疡腐肉蔓延不收口，烂疮，能唅能累（湿疹、瘙痒）。

地胆草

【来源】本品为菊科植物地胆草 *Elephantopus scaber* L. 的全草。生于荒地、田埂、村边。分布于广西各地。夏、秋季花期前采，洗净，晒干用。

【性味】寒，苦。

【功效】解痧毒，通气道，清热毒。

【主治】贫痧（感冒），发得（发热），货烟妈（咽痛），埃病（咳嗽），屙利（痢疾），

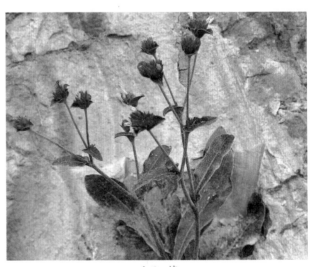

地胆草

呗农（痈疮），火眼（急性结膜炎），巧尹（头痛）。

地桃花

【来源】本品为锦葵科植物地桃花 *Urena lobata* L.的全株。生于旷野、荒坡或路边。分布于百色、南宁、玉林、梧州等地。全年可采，洗净，鲜用，或切段晒干用。

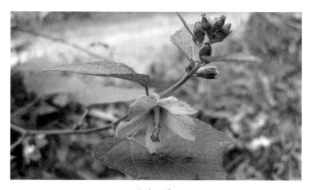

地桃花

【性味】凉，甜、辣。

【功效】通火路、龙路，调气道、谷道，祛风利湿，消肿解毒。

【主治】发旺（风湿痹痛），林得叮相（跌打肿痛），贫疹（感冒），货烟妈（咽痛），埃病（咳嗽），屙利（痢疾），白冻（泄泻），肉扭（淋证），笨浮（水肿），隆白呆（带下病），约京乱（月经不调），北嘻（乳痈），狠尹（疮疖），额哈（毒蛇咬伤）。

冬青

【来源】本品为木樨科植物小蜡 *Ligustrum sinense* Lour.的枝、叶。生于山地、沟谷、村旁、路边。分布于广西各地。全年可采，鲜用或晒干用。

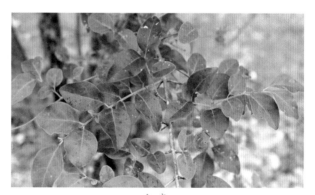

冬青

【性味】寒，苦、涩。

【功效】清热毒，除湿毒，通龙路。

【主治】贫疹（感冒），发得（发热），埃病（咳嗽），货烟妈（咽炎），呗农（疮疡），口疮（口腔溃疡），能蚌（黄疸），屙利（痢疾），渗裆相（烫伤），林得叮相（跌打损伤），能晗能累（湿疹），呗农（痈疮）。

断肠草

【来源】本品为钩吻科植物钩吻 *Gelsemium elegans*（Gardn. et Champ.）Benth.的根、茎。生于山坡、丘陵或路边灌丛。分布于广西各地。全年可采，除去泥沙及杂质，干燥用。

【性味】寒，辣、苦；有剧毒。

【功效】通龙路、火路，祛风毒，消肿止痛。

【主治】呗疔（疔疮），呗农（痈疮），呗奴（瘰疬），疥癞，能啥能累（湿疹、瘙痒），林得叮相（跌打损伤），夺扼（陈旧性骨折），发旺（风湿痹痛）。仅外用。

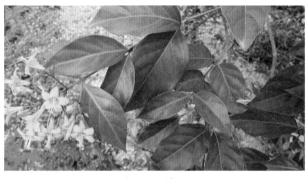

断肠草

鹅不食草

【来源】本品为菊科植物石胡荽 *Centipeda minima*（L.）A. Br. et Asch. 的全草。生于田野、路旁湿地、菜园边。分布于广西各地。夏、秋开花时采，洗净鲜用或阴干用。

【性味】温，辣。

【功效】散寒毒，祛风毒，解痧毒，通鼻窍，止咳喘，消肿痛。

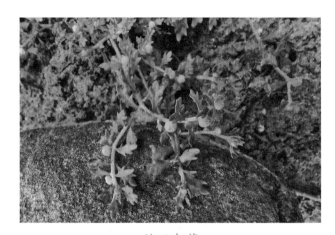

鹅不食草

【主治】贫痧（感冒），楞涩（鼻炎），埃病（咳嗽），唪痧（痧症），瘴笃（疟疾），额哈（毒蛇咬伤），呗（无名肿毒），邦印（痛证）。

飞扬草

【来源】本品为大戟科植物飞扬草 *Euphorbia hirta* L. 的全草。生于村边、路旁、荒地。分布于广西各地。夏秋季采，洗净鲜用或晒干用。

【性味】微寒，微辣、酸；有小毒。

【功效】调谷道，利水道，清热毒，除湿毒，通乳。

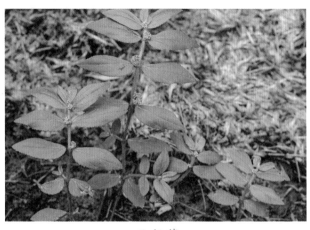

飞扬草

【主治】嘻馁（产后缺乳），诺嚎哒（牙周炎），笨浮（水肿），肉扭（淋证），幽嘞（尿血），屙利（痢疾），白冻（泄泻），能晗能累（湿疹、瘙痒），杂痧（脚癣），渗裆相（烧烫伤），呗农（痈疮）。

凤尾草

【来源】本品为凤尾蕨科植物凤尾草 *Pteris multifida* Poir. 的全草。生于井边、沟边、墙缝及石壁上。分布于广西各地。全年可采，阴干用。

【性味】凉，淡、微苦。

【功效】利湿毒，清热毒，凉血止血，消痈肿。

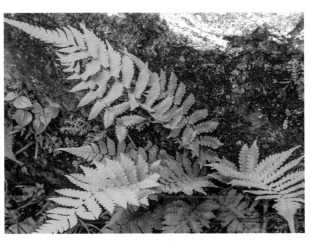

凤尾草

【主治】肉扭（淋证），隆白呆（带下病），屙利（痢疾），白冻（泄泻），能蚌（黄疸），呗农呗疔（疮肿疔毒），货烟妈（咽喉痛），呗奴（瘰疬），航靠谋（痄腮），北嘻（乳腺炎），高热抽搐，东笃哈（蛇虫咬伤），鹿嘞（吐血），渗裂（衄血），幽嘞（尿血），阿意嘞（便血），叮相噢嘞（外伤出血）。

岗 松

【来源】本品为桃金娘科植物岗松 *Baeckea frutescens* L. 的枝叶。生于丘陵或荒山酸性土壤中。分布于广西中部、东部、南部地区。全年可采，鲜用或阴干用。

【性味】寒，苦、涩。

【功效】清热毒，除湿毒，利水道，杀虫止痒。

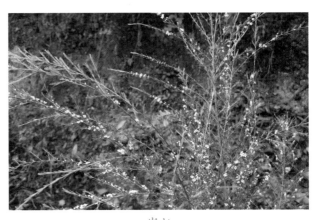

岗松

【主治】发旺（风湿痹痛），巧尹（头痛），嗒咛（目赤），白冻（泄泻），慢性肝炎，林得叮相（跌打损伤），额哈（毒蛇咬伤），肉扭（淋证），贫痧（感冒），能晗能累（湿疹、瘙痒），歇唅（滴虫性阴道炎），隆白呆（带下病）。

杠板归

【来源】本品为蓼科植物杠板归 *Polygonum perfoliatum* L.的地上部分。生于山坡、荒地、园边或林缘灌丛。分布于广西各地。夏季花开时采，鲜用或晒干用。

【性味】微寒，酸。

【功效】通水道、气道，清热毒，除湿毒，止咳。

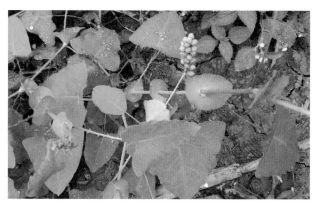

杠板归

【主治】笨浮（水肿），贫痧（感冒），唉百银（百日咳），屙利（痢疾），能晗能累（湿疹、瘙痒），呗疔（疔疮），额哈（毒蛇咬伤）。

构　树

【来源】本品为桑科植物构 *Broussonetia papyrifera*（L.）LHer. ex Vent.的根、树皮、果穗。生于旷野、路边、村旁或杂树林。分布于广西各地。果穗秋季采，晒干用；根、树皮全年可采，鲜用或晒干用。

【性味】根：微寒，甜。果穗：寒，甜。

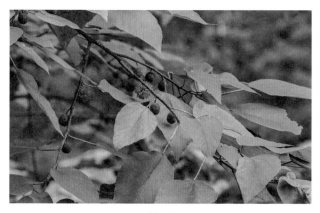

构树

【功效】根：清热毒，利水道，调气道，散瘀肿。果穗：通龙路、火路，补血虚，除湿毒。

【主治】根：埃病（咳嗽），笨浮（水肿），鹿嘞（吐血），贫淋嘞（崩漏），林得叮相（跌打损伤）。果穗：嘞内（血虚），兰奔（眩晕），贫痧（感冒），埃病（咳嗽），缩印糯哨（四肢软弱），笨浮（水肿），胴因鹿西（急性胃肠炎），目生翳膜。

古钩藤

【来源】本品为夹竹桃科植物古钩藤 *Cryptolepis buchananii* Roem. et Schuct. 的全株。生于山地疏林或丘陵灌丛。分布于南宁、上思、龙州、宁明、靖西、那坡、乐业、隆林、罗城、都安等地。全年可采，鲜用或晒干用；乳汁随采随用。

【性味】寒，微苦；有毒。

【功效】通龙路、火路，调谷道，利水道，续筋骨，消肿痛，抗癌，止血。

【主治】奔埃（甲状腺肿），蛊病（肝硬化腹水），笨浮（水肿），肺热，埃嘞（咳血），胴阿嘞（胃溃疡出血），贫疹（乳癌），夹闻（病后脚软），嘻馁（产后缺乳），北嘻（乳腺炎），阿意囊（便秘），核尹（腰痛），渗裂（衄血），林得叮相（跌打损伤），夺扼（骨折），唉冉（疥疮），能唅能累（湿疹、瘙痒），额哈（毒蛇咬伤）。

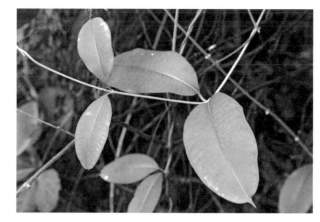

古钩藤

骨碎补

【来源】本品为槲蕨科植物槲蕨 *Drynaria fortunei*(Kze.)J. Smith. 的根状茎。附生于树上、山林石壁或墙上。分布于广西各地。全年可采，去毛洗净，生用或切片晒干用。

【性味】微热，苦。

【功效】调龙路、火路，补阳虚，强筋骨，祛风毒，除湿毒，消肿痛。

【主治】腰腿痛，发旺（痹病），夺扼（骨折），林得叮相（跌打损伤），旁巴尹（肩周炎）。

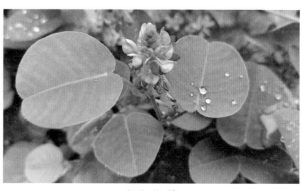

骨碎补

广金钱草

【来源】本品为豆科植物广金钱草 *Desmodium styracifolium*（Osb.）Merr. 的全草。生于山坡、荒地或丘陵草丛，有栽培。分布于玉林、南宁、柳城、岑溪、龙州等地。夏、秋季采，洗净，

广金钱草

晒干用。

【性味】凉，甜、淡。

【功效】利水道，除湿毒，解热毒，排结石，消积滞。

【主治】肉扭（热淋），砂淋，石淋，笨浮（水肿），尿少，胆囊结石，能蚌（黄疸），嘹痄（疳积），呗农（痈肿）。

鬼画符

【来源】本品为叶下珠科植物黑面神 *Breynia fruticosa*（L.）Hook.f. 的全株。生于山坡、旷野疏林或路边灌丛。分布于广西各地。全年可采，鲜用或晒干用。

【性味】寒，微苦、涩；有小毒。

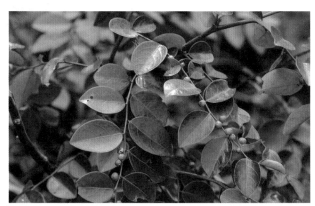

鬼画符

【功效】通龙路、火路，解痧毒，清热毒，除湿毒，消肿痛。

【主治】痧症（感冒），货烟妈（咽喉肿痛），巧尹（头痛），白冻（泄泻），胴因鹿西（腹痛吐泻），嘻馁（产后缺乳），能晗能累（湿疹、瘙痒），林得叮相（跌打损伤），兵淋嘞（崩漏），呗疔（疔疮），皮炎，漆疮，鹤膝风，额哈（毒蛇咬伤）。

鬼针草

【来源】本品为菊科植物鬼针草 *Bidens pilosa* L.的全草。生于荒地、田埂、路边草丛。分布于广西各地。夏、秋季采，鲜用或晒干用。

【性味】平，苦。

【功效】通谷道，解痧毒，清热毒，散瘀毒。

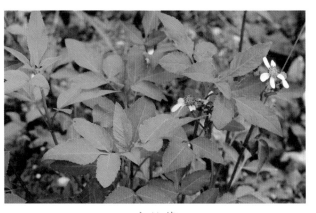

鬼针草

【主治】痧病，乙脑，货烟妈（咽喉肿痛），白冻（泄泻），屙利（痢疾），能蚌（黄疸），兵西弓（肠痈），呗农（痈疮），仲嘿嘹尹（痔疮），林得叮相（跌打损伤）。

海桐皮

【来源】本品为豆科植物刺桐 *Erythrina variegata* L. 的树皮。生于山沟或村边，有栽培。分布于南宁、贵港、北流、宁明、龙州、靖西、那坡等地。全年可采，选八年生以上植株剥取树皮，刮去灰垢、棘刺，晒干用。

【性味】平，苦、辣。

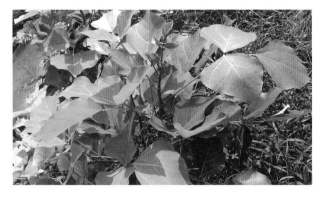

海桐皮

【功效】通火路，祛风毒，除湿毒，杀虫止痒。

【主治】发旺（风湿痹痛），麻抹（肢体麻木），兵吟（筋骨拘挛），林得叮相（跌打损伤），能晗能累（湿疹），唭冉（疥疮）。

含羞草

【来源】本品为豆科植物含羞草 *Mimosa pudica* L. 的全草。生于旷野荒地、田埂、路边，常有栽培供观赏。分布于广西各地。夏秋采，去净杂草，洗净，鲜用或切段晒干用。

【性味】微寒，甜、涩、微苦；有小毒。

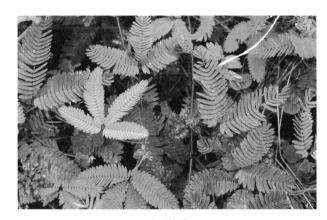

含羞草

【功效】调心安神，凉血解毒，清热利湿。

【主治】年闹诺（失眠），囊奈（神经衰弱），贫痧（感冒），勒爷发得（小儿高热），唭唉（支气管炎），肝炎，胃炎，西哒（肠炎），火眼（急性结膜炎），肉扭（尿路结石），笨浮（水肿），劳伤咳血，渗裂（衄血），幽嘞（尿血），呗农（痈疮），唭呗啷（带状疱疹），林得叮相（跌打损伤）。

旱莲草

【来源】本品为菊科植物鳢肠 *Eclipta prostrata* L. 的全草。生于田野、溪边阴湿地。分布于广西各地。夏、秋季采，鲜用或晒干用。

【性味】寒，甜、酸。

【功效】补阴益肾，凉血止血。

【主治】肾虚耳鸣，巧豪（须发早白），兰喷（眩晕），核杂尹（腰膝酸软），鹿嘞（吐血），渗裂（衄血），幽嘞（尿血），阿意嘞（便血），兵淋嘞（崩漏），叮相噢嘞（外伤出血），白冻（泄泻）、屙利（痢疾）。

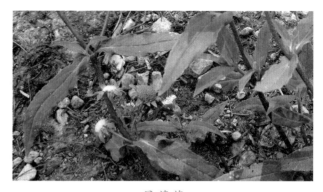
旱莲草

红背桂

【来源】本品为大戟科植物红背桂 *Excoecaria cochinchinensis* Lour. 的全株。生于石山林中，多为栽培。分布于广西各地。全年可采，鲜用或晒干用。

【性味】平，辣、微苦；有毒。

【功效】祛风毒，除湿毒，通龙路、火路。

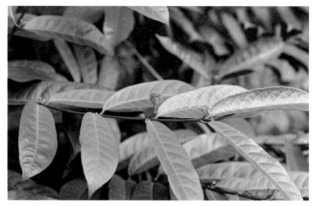
红背桂

【主治】发旺（痹病），兵吟（筋病），核难（腰肌劳损），林得叮相（跌打损伤）。

红背山麻秆

【来源】本品为大戟科植物红背山麻秆 *Alchornea trewioides*（Benth.）Muell. Arg. 的根、叶。生于石灰岩山地、沟谷或路边。分布于广西大部分地区。全年可采，洗净，鲜用或晒干用。

【性味】凉，甜、涩。

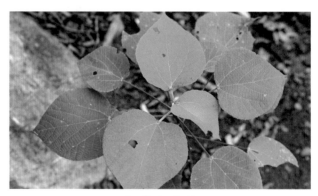
红背山麻秆

【功效】清热毒，除湿毒，调龙路，杀虫止痒。

【主治】屙利（痢疾），肉扭（淋证），肉卡（石淋），幽嘞（尿血），兵淋嘞（崩漏），隆白呆（白带），唉蛮（风疹），能晗能累（湿疹、瘙痒），呗农（疮疡），仲嘿哼尹（痔疮），叮相噢嘞（外伤出血）。

红雀珊瑚

【来源】本品为大戟科植物红雀珊瑚 *Pedilanthus tithymaloides*（L.）Poit. 的全草，多为栽培。分布于防城港、柳州、钦州、南宁、玉林、宁明等地。全年可采，多为鲜用。

【性味】寒，酸、微涩；有小毒。

【功效】解疮毒，消肿毒，止血。

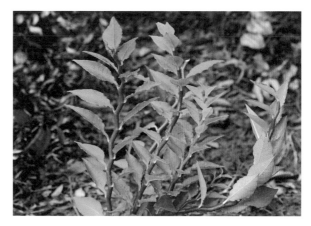
红雀珊瑚

【主治】外用于呗农（痈疮），浮尹（无名肿毒），角膜炎，林得叮相（跌打损伤），夺扼（骨折），叮相噢嘞（外伤出血）。

红鱼眼

【来源】本品为叶下珠科植物小果叶下珠 *Phyllanthus reticulatus* Poir. 的全株。生于山坡、沟谷、路边。分布于南宁、北海、龙州等地。全年可采，洗净切段，阴干用。

【性味】平，涩、淡；有小毒。

【功效】通火路、龙路，祛风毒，除湿毒，散瘀消肿。

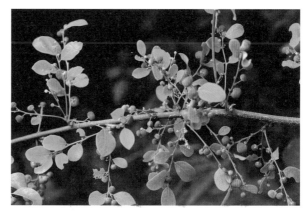
红鱼眼

【主治】发旺（风湿痹痛），林得叮相（跌打损伤）。

虎　杖

【来源】本品为蓼科植物虎杖 *Reynoutria japonica* Houtt. 的根茎。生于沟谷、溪边、路旁阴湿处。分布于靖西、那坡、德保、罗城、资源、富川、昭平、岑溪、陆川、博白等地。春、秋季采，除去须根，洗净，切片晒干用。

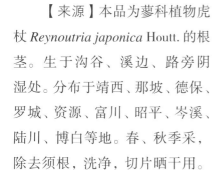

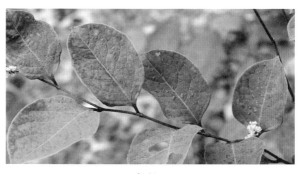
虎杖

【性味】苦，寒。

【功效】通气道、谷道、水道，解热毒，除湿毒。

【主治】能蚌（黄疸肝炎），肝硬化，胆囊炎，肠炎，盆腔炎，附件炎，胰腺炎，肺痈，隆芡（痛风），埃病（气管炎），渗裆相（烧烫伤），肉扭（淋证）。

黄 皮

【来源】本品为芸香科植物黄皮 *Clausena lansium*（Lour.）Skeels 的根、叶、果实。生于山地疏林，多为栽培。分布于广西各地。根、叶全年可采，除去杂质，阴干用；果实鲜用。

【性味】微寒，苦、辣。

【功效】解瘴毒，通气道，清热毒。

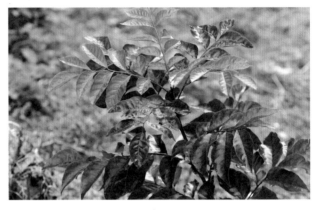

黄皮

【主治】瘴笃（疟疾），贫痧（感冒），埃病（咳嗽），墨病（哮喘），腊胴尹（腹痛），肉扭（淋证），呗农（痈疮）。

火炭母

【来源】本品为蓼科植物火炭母 *Polygonum chinense* L.的全草。生于荒野、沟边湿地。分布于广西大部分地区。夏、秋采，鲜用或晒干用。

【性味】寒，酸、涩。

【功效】清热毒，利湿毒，凉血止痛。

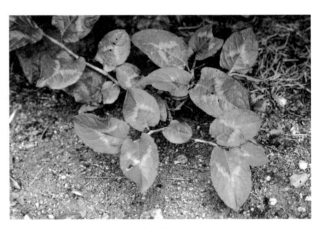

火炭母

【主治】屙利（痢疾），白冻（泄泻），能蚌（黄疸），货烟妈（咽痛），歇含（霉菌性阴道炎），北嘻（乳腺炎），狠尹（疖肿），能哈能累（湿疹、瘙痒），额哈（毒蛇咬伤）。

鸡蛋花

【来源】本品为夹竹桃科植物鸡蛋花 *Plumeria rubra* L. 的花。多为庭院绿化栽培，分布于广西各地。夏、秋季开花时采，晒干用。

【性味】平，甜。

【功效】通谷道、气道，清热毒，除湿毒，止咳。

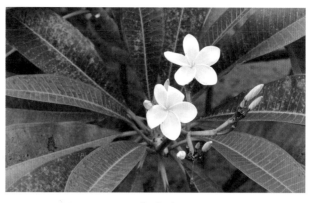

鸡蛋花

【主治】白冻（肠炎），屙利（痢疾），东郎（食积），唉疳（疳积），传染性肝炎，贫痧（感冒），埃病（咳嗽）。

鸡矢藤

【来源】本品为茜草科植物鸡屎藤 *Paederia scandens*（Lour.）Meer. 的全草。生于林缘或山地灌丛。分布于广西各地。全年可采，晒干用。

【性味】平，甜、涩。

【功效】通谷道，除湿毒，祛风毒，活血止痛。

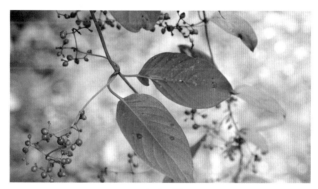

鸡矢藤

【主治】图爹病（肝脾肿大），东郎（食欲不振），胴尹（胃痛），笨浮（水肿），白冻（泄泻），屙利（痢疾），发旺（风湿痹痛），林得叮相（跌打损伤），呗奴（瘰疬），呗农（痈疮）。

假 蒌

【来源】本品为胡椒科植物假蒟 *Piper sarmentosum* Roxb. 的地上部分。生于山谷溪边林下或村前屋后湿地。分布于防城港、贵港、南宁、凌云、岑溪、博白等地。夏、秋季采，洗净鲜用或阴干用。

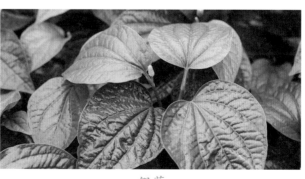

假蒌

【性味】温，辛。

【功效】温中散寒，祛风利湿，消肿止痛，调气道、谷道、水道，通龙路、火路。

【主治】贫痧（感冒），喯痧（痧症），埃病（咳嗽），发旺（痹病），屙利（痢疾），白冻（泄泻），笨浮（水肿），胴尹（胃痛），腊胴尹（腹痛），豪尹（牙痛），林得叮相（跌打损伤）。

假烟叶

【来源】本品为茄科植物假烟叶树 *Solanum erianthum* D.Don 的叶或全株。生于山谷溪边林下或村前屋后湿地。分布于防城港、贵港、南宁、凌云、岑溪、博白等地。夏秋季采，洗净鲜用或阴干用。

【性味】微温，辛、苦；有毒。

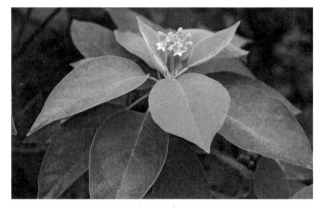

假烟叶

【功效】行气血，消肿毒，止痛。

【主治】呗农（痈疮肿毒），胴尹（胃痛），腊胴尹（腹痛），隆芡（痛风），夺扼（骨折），林得叮相（跌打损伤），皮肤溃疡，叮相噢嘞（外伤出血）。

姜 黄

【来源】本品为姜科植物姜黄 *Curcuma longa* L. 的根茎。生于山坡草丛或阔叶林下，有栽培。分布于上思、容县、田林、金秀、龙州等地。冬季茎叶枯萎时采，洗净，煮或蒸至透心，晒干用。

【性味】微热，辣、苦。

【功效】调龙路、火路，调气，止痛，通经。

【主治】胸胁痛，京瑟（闭经），癥瘕，发旺（风湿痹痛），林得叮相（跌打损伤），活邀

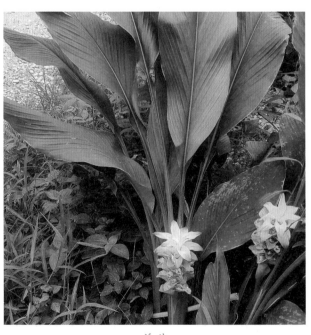

姜黄

尹（颈椎病）。

金钱草

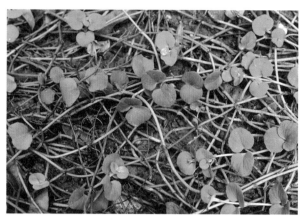

金钱草

【来源】本品为报春花科植物过路黄 *Lysimachia christiniae* Hance 的全草。生于山谷溪边、沟旁湿地、林下灌丛。分布于贺州、罗城、东兰、天峨、三江、全州、龙胜、永福、平乐、兴安、金秀等地。春、秋季采，鲜用或晒干用。

【性味】寒，苦、辣。

【功效】调谷道，利水道，除湿毒，消肿痛。

【主治】能蚌（黄疸），肝炎，肉扭（尿路感染），肉卡（石淋），幽涩（热淋），隆白呆（带下病），兵淋嘞（崩漏），屙利（痢疾），白冻（泄泻），夺扼（骨折），林得叮相（跌打损伤）。

金银花

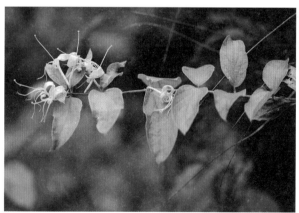

金银花

【来源】本品为忍冬科植物菰腺忍冬 *Lonicera hypoglauca* Miq. 的花蕾。生于山地灌丛或林缘。分布于广西各地。春末花苞欲开时采，晒干或脱水速干用。

【性味】寒，苦、甜。

【功效】清热解毒，疏散风热。

【主治】呗农（痈疮肿毒），货烟妈（咽喉肿痛），呗奴（瘰疬），鼠疮，喯痧（痧症），屙利（痢疾）。

九里香

【来源】本品为芸香科植物千里香 *Murraya paniculata*（L.）Jack. 的枝叶。生于山野疏林，有栽培。分布于宁明、那坡、隆林、凌云、乐业、南丹、东兰、都安、鹿寨、灵川等地。全年可采，鲜用或阴干用。

【性味】热，辣、微苦；有小毒。

【功效】行气止痛，通龙路、火路，祛风毒，除湿毒，软坚散结。

【主治】胴尹（胃痛），发旺（风湿痹痛），牙痛，额哈（毒蛇咬伤），林得叮相（跌打损伤），能晗能累（湿疹），癌症疼痛。

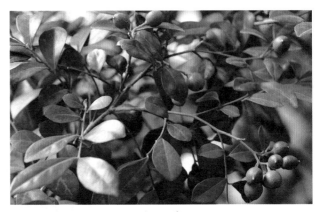

九里香

九龙川

【来源】本品为大戟科植物巴豆 *Croton tiglium* L. 的树皮。生于沟谷、溪边、村旁。分布于玉林、南宁、桂平、上思、龙州、天等、靖西、那坡。全年可采，除去杂质，切片，干燥用。

【性味】微热，辣；有毒。

【功效】调火路，祛风毒。

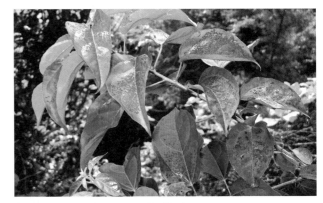

九龙川

【主治】发旺（风湿痹痛），林得叮相（跌打损伤），心头痛（胃痛），呗脓（痈疮），呗疗（疔疮），额哈（毒蛇咬伤）。体弱者及孕妇忌服。

救必应

【来源】本品为冬青科植物铁冬青 *Ilex rotunda* Thunb. 的树皮、叶。生于山谷疏林或沟边。分布于广西西南部和东南部地区。全年可采，刮去外层粗皮，切碎，鲜用或晒干用；叶多鲜用。

【性味】寒，苦。

【功效】调谷道，清热毒，

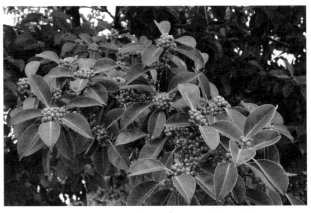

救必应

除湿毒。

【主治】货烟妈（咽喉肿痛），痧病，胴尹（胃痛），白冻（泄泻），屙利（痢疾），渗裆相（烧烫伤）。

苦李根

【来源】本品为鼠李科植物长叶冻绿 *Rhamnus crenata* Sieb. et Zucc. 的根、叶。生于山坡疏林、土坡草丛或灌丛中。分布于广西各地。全年可采，洗净，鲜用或晒干用。

【性味】寒，苦、涩；有毒。

【功效】祛湿毒，散结肿，杀虫止痒。

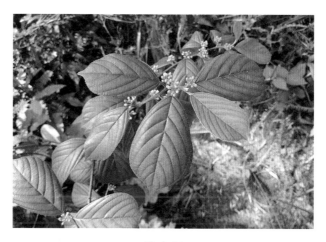

苦李根

【主治】能晗能累（湿疹），痂（疥癣），呗农显（脓疱疮）。

辣蓼

【来源】本品为蓼科植物水蓼 *Persicaria hydropiper*（L.）Spach 的全草。生于河滩、沟边或路边阴湿处。分布于广西各地。夏、秋季花开时采，鲜用或晒干用。

【性味】温，辣；有小毒。

【功效】通火路、龙路，祛风止痛，调谷道，除湿毒，散瘀消肿，杀虫止痒。

【主治】发旺（风湿痹痛），林得叮相（跌打肿痛），屙利（痢疾），白冻（泄泻），兵淋嘞（崩漏），呗农（痈肿），呗疗（疔疮），能晗能累（湿疹），痂（脚癣），叮相噢嘞（外伤出血），额哈（毒蛇咬伤）。

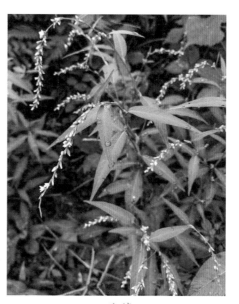

辣蓼

了哥王

【来源】本品为瑞香科植物了哥王 *Wikstroemia indica*（L.）C. A. Mey. 的根、叶。生于荒地或山坡灌丛。分布于广西各地。全年可采，洗净，鲜用或阴干备用。

【性味】微寒，苦、辣；有小毒。

【功效】清热解毒，消肿止痛，软坚散结，通气道、谷道、水道，调龙路、火路。

【主治】东笃哈（虫蛇咬伤），呗疔（疔疮），狠尹（疖肿），北嘻（乳痈），呗奴（瘰疬），林得叮相（跌打损伤），发旺(风湿痹痛)，埃病(咳嗽)，唉百银（百日咳），贫痧（感冒），笨浮（水肿）。

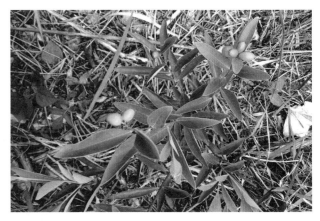

了哥王

犁头草

【来源】本品为堇菜科植物长萼堇菜 *Viola inconspicua* Bl. 的全草。生于溪边或湿润草地。分布于广西大部分地区。夏、秋季采，鲜用或晒干用。

【性味】寒，苦、微辣。

【功效】清热毒，消痈排脓，凉血清肝。

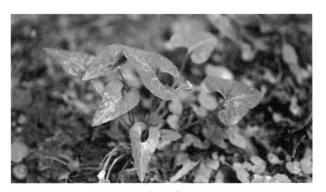

犁头草

【主治】呗疔（疔疮），狠尹（疖肿），呗农（痈疽肿毒），肠痈下血，叮相噢嘞（外伤出血），化脓性骨髓炎，能蚌（黄疸），目赤肿痛，额哈（毒蛇咬伤）。

两面针

【来源】本品为芸香科植物两面针 *Zanthoxylum nitidum* （Roxb.）DC. 的全株。生于低丘陵山地或路边灌木丛。分布于南宁、防城港、龙州、博白、容县、平南等地。全年可采，洗净，鲜用或切片晒干用。

【性味】热，苦、辣；有小毒。

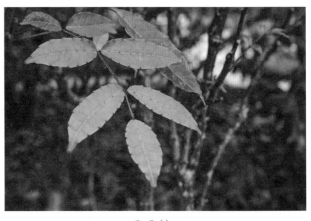

两面针

【功效】通龙路、火路，祛风毒，清热毒，消肿止痛。

【主治】发旺（风湿痹痛），核尹（腰痛），呗奴（瘰疬），贫痧（感冒），牙痛，货烟妈（咽喉肿痛），渗裆相（烧烫伤），兵嘿细勒（疝气），额哈（毒蛇咬伤）。

芦　荟

【来源】本品为百合科植物芦荟 Aloe vera（L.）Burm. f. 的全株。多为栽培，亦有野生。分布于广西各地。全年可采，鲜用或晒干用。

【性味】寒，苦。

【功效】凉血止血，通龙路，止咳。

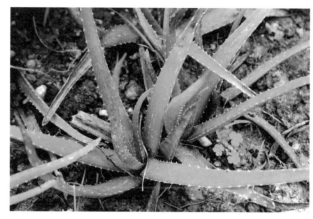

芦荟

【主治】埃嘞（咳血），鹿嘞（吐血），幽勒（尿血），埃病（咳嗽），幽豪（白浊），渗裆相（烧烫伤），呗农（痈疽肿毒）。

路边青

【来源】本品为唇形科植物大青 Clerodendrum cyrtophyllum Turcz. 的全株。生于山坡、路边、荒地。分布于广西各地。夏、秋季采，鲜用或晒干用。

【性味】寒，苦。

【功效】清热毒，除湿毒，调气道、谷道。

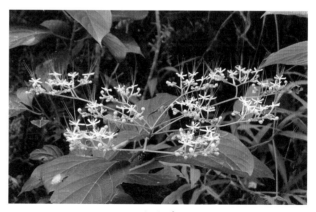

路边青

【主治】痧病，发得（发热），货烟妈（咽喉肿痛），巧尹（头痛），能蚌（黄疸），屙利（痢疾），航靠谋（痄腮），呗农（痈疽肿毒），丹毒，火眼（急性结膜炎）。

罗裙带

【来源】本品为石蒜科植物文殊兰 Crinum asiaticum var. sinicum（Roxb. ex Hreb.）Baker 的叶。生于海滨、河旁沙地、村边、草丛，有庭院栽植。分布于广西各地。

全年可采，鲜用或晒干用。

【性味】凉，辣、微苦；有毒。

【功效】清热毒，通龙路，续筋骨，消肿痛。

【主治】呗农（痈疮肿毒），呗奴（瘰疬），货烟妈（咽喉肿痛），京瑟（闭经），额哈（毒蛇咬伤），头风痛，核尹（腰痛），林得叮相（跌打损伤），关节扭伤肿痛，夺扼（骨折）。

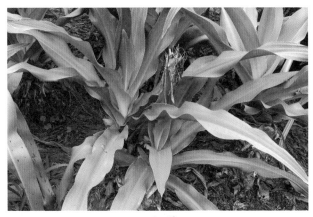
罗裙带

萝芙木

【来源】本品为夹竹桃科植物萝芙木 *Rauvolfia verticillata*（Lour.）Baill. 的全株。生于沟谷、溪边、山坡疏林。分布于广西各地。全年可采，洗净，切片晒干用。

【性味】寒，苦；有小毒。

【功效】调巧坞，通龙路、火路，清热毒，解瘴毒，凉血止血。

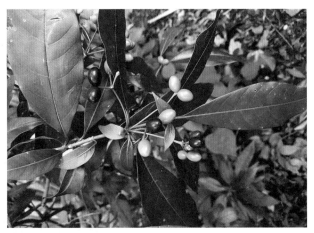
萝芙木

【主治】兰奔（眩晕），血压嗓（高血压病），贫痧（感冒），货烟妈（咽喉肿痛），呗农（痈疮），呗疔（疔疮），瘴笃（疟疾），埃嘞（咳血），幽嘞（尿血），林得叮相（跌打损伤），笨浮（水肿），额哈（毒蛇咬伤）。

马齿苋

【来源】本品为马齿苋科植物马齿苋 *Portulaca oleracea* L. 的全草。生于荒地、园边、路旁。分布于南宁、靖西、北流、博白、平南、永福等地。夏、秋季采，除去残根及杂质，洗净，鲜用或略蒸水烫后晒干用。

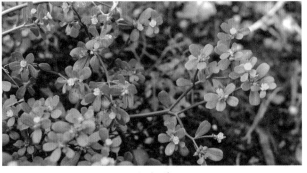
马齿苋

【性味】寒，酸。

【功效】清热毒，调龙路，止血，止痢。

【主治】屙利（痢疾），呗农（痈疮），呗疔（疔疮），能唅能累（湿疹），额哈（毒蛇咬伤），仲嘿喯尹（痔疮），兵淋嘞（崩漏）。

马蹄金

【来源】本品为旋花科植物马蹄金 *Dichondra micrantha* Urban 的全草。生于草地、田边、路旁湿地。分布于广西各地。春、夏季采，晒干用。

【性味】微寒，苦、辣。

【功效】调水道，除湿毒，清热毒，消肿痛。

【主治】能蚌（黄疸），屙利（痢疾），肉扭（淋证），笨浮（水肿），呗农（痈疮），林得叮相（跌打损伤）。

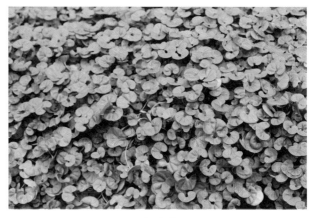

马蹄金

马蹄蕨

【来源】本品为蕨类莲座蕨科植物福建观音座莲 *Angiopteris fokiensis* Hieron. 的根状茎。生于丘陵或山坡草地。分布于南宁、百色、陆川、阳朔等地。全年可采，洗净去根须，切片，鲜用或晒干用。

【性味】凉，淡。

【功效】祛瘀止血，解毒。

【主治】内服：林得叮相（跌打损伤），功能性子宫出血。外用：额哈（毒蛇咬伤），呗疔（疔疮），叮相噢嘞（外伤出血）。

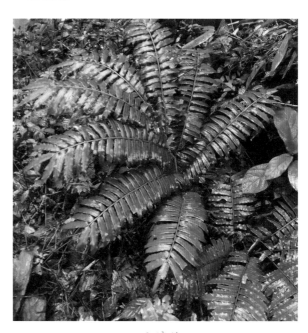

马蹄蕨

毛麝香

【来源】本品为玄参科植物毛麝香
Adenosma glutinosum（L.）Druce 的全草。生
于丘陵或山坡草地。分布于广西各地。秋季采，
晒干用。

【性味】温，甜、辣。

【功效】祛风毒，通龙路、火路，止痛，
止痒。

【主治】发旺（风湿痹痛），嘞爷顽瓦（小
儿麻痹后遗症），腊胴尹（腹痛），呗农（痈肿），
呗疔（疔疮），能晗能累（湿疹），林得叮相（跌
打损伤），额哈（毒蛇咬伤）。

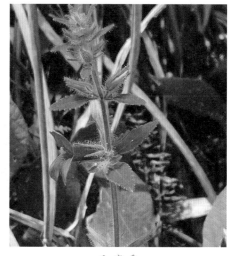

毛麝香

毛 桐

【来源】本品为大戟科植
物毛桐 *Mallotus barbatus*（Wall.）
Muell. Arg. 的根、叶。生于山
坡灌丛或疏林下。分布于广西
各地。全年可采，洗净切片，
晒干用。

【性味】平，辛。

【功效】活血，解毒，消
肿，调谷道，利水道。

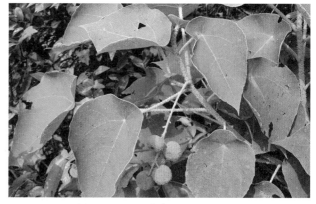

毛桐

【主治】根：胴因鹿西（急性胃肠炎），白冻（泄泻），东郎（食积），肉扭（淋
证），隆白呆（带下病）。叶：止血。

茅 瓜

【来源】本品为为葫芦科
植物茅瓜 *Solena heterophylla*
（Lour.）的块根。生于丘陵或
山坡草地、林缘。分布于广西
各地。秋季挖根，洗净，鲜用
或晒干用。

【性味】寒，甘、苦、微涩，

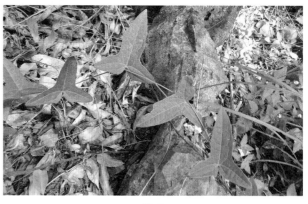

茅瓜

有毒。

【功效】通龙路，解热毒，化瘀散结，化痰利湿。

【主治】呗农（痈疮肿毒），渗裆相（烧烫伤），唉（肺痈咳嗽），货烟妈（咽喉肿痛），水蛊（水肿腹胀），白冻（泄泻），能蚌（黄疸），能唅能累（湿疹），发旺（风湿痹痛）。

木鳖子

【来源】本品为葫芦科植物木鳖子 *Momordica cochinchinensis* （Lour.）Spreng. 的成熟种子。生于山坡、林缘，也有栽培。分布于广西各地。秋季果实成熟时采，除去果壳和瓤，洗净晒干用。

【性味】凉，苦、微甜。

【功效】清热毒，祛风毒，止痛，消肿散结。

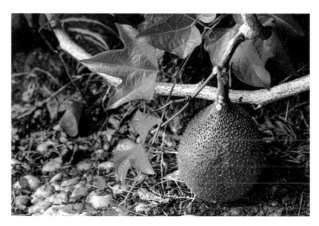

木鳖子

【主治】牙痛（调醋涂患处），呗农（痈疮），呗农显（脓疱疮），仲嘿唭尹（痔疮），北嘻（乳痈），呗奴（瘰疬），发旺（痹病），痂（癣）。

木芙蓉

【来源】本品为锦葵科植物木芙蓉 *Hibiscus mutabilis* L. 的叶。多为栽培。分布于南宁、柳州、玉林、梧州等地。夏、秋季采，鲜用或晒干用。

【性味】微寒，微辣。

【功效】清热毒，排脓。

【主治】兵西弓（肠痈），埃病（咳嗽），肥厚性鼻炎，淋巴结炎，呗农（痈疮），呗疔（疔疮），急性中耳炎，渗裆相（烧烫伤）。

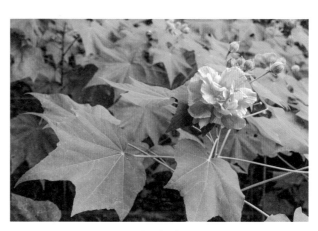

木芙蓉

南蛇簕

【来源】本品为豆科植物喙荚鹰叶刺 *Cuilandina minax*（Hance）G. P. Lewis 的根、叶、种子。生于山沟、溪旁或路边灌丛。分布于梧州、南宁、钦州、容县、宁明等地。全年可采，切片，晒干用。

【性味】凉，苦。

【功效】根、茎、叶：清热解暑，消肿，止痛，止痒。种仁：清热利湿，通气道。

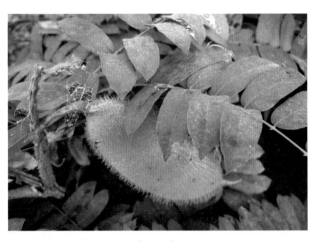

南蛇簕

【主治】贫痧（感冒），发得（发热），痧病，发旺（痹病），白冻（泄泻），屙利（痢疾），林得叮相（跌打损伤），夺扼（骨折），呗农（痈疮），唛蛮（风疹），额哈（毒蛇咬伤）。

牛奶子

【来源】本品为桑科植物对叶榕 *Ficus hispida* L. f. 的根、树皮、叶。生于溪边或杂木林中。分布于广西各地。全年可采，除去泥沙，切段，鲜用或干燥用。

【性味】甜，平。

【功效】调龙路，通谷道，除湿毒，祛风毒。

【主治】东郎（食积），屙利（痢疾），鹿（呕吐），

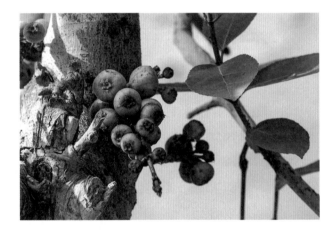

牛奶子

白冻（泄泻），林得叮相（跌打损伤），发旺（风湿痹痛），隆白呆（带下病）。

女贞子

【来源】本品为木樨科植物女贞 *Ligustrum lucidum* Ait. 的果实、叶。生于山地疏林，有栽培。分布于百色、河池、桂林等地。秋季果实成熟时采，除去枝叶，稍蒸或置沸水中略烫后干燥用。

【性味】平，苦、甜。

【功效】补阴，调肝肾，明目乌发。

【主治】果实：肝肾阴虚，兰奔（眩晕），耳鸣，核尜尹（腰膝酸软），巧豪（须发早白），目暗昏花，潮热。叶：货烟妈（咽喉肿痛），呗农（痈疮），林得叮相（跌打损伤），渗裆相（烧烫伤）。

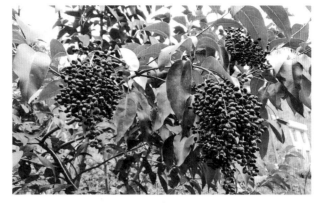

女贞子

蒲公英

【来源】本品为菊科植物蒲公英 *Taraxacum mongolicum* Hand.-Mazz. 的全草。生于山坡草地、河岸沙地或路边。分布于那坡、隆林、南丹等地。花初开时采，除去杂质，洗净，鲜用或晒干用。

【性味】寒，苦、甜。

【功效】清热毒，除湿毒，调谷道。

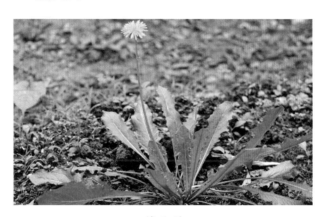

蒲公英

【主治】呗嘻（乳痈），呗疔（疔疮），呗奴（瘰疬），货烟妈（咽喉肿痛），钵农（肺痈），兵西弓（肠痈），能蚌（黄疸），肉扭（淋证），胴尹（胃痛），火眼（急性结膜炎）。

漆大姑

【来源】本品为叶下珠科植物毛果算盘子 *Glochidion eriocarpum* Champ. ex Benth. 的根、枝叶。生于山坡灌丛。分布于广西各地。全年可采，洗净，切段，晒干用。

【性味】平，苦、甜、涩。

【功效】涩谷道，祛风毒，除湿毒，消肿痛。

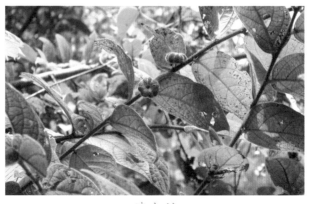

漆大姑

【主治】白冻（泄泻），屙利（痢疾），隆白呆（带下病），发旺（风湿痹痛），林得叮相（跌打损伤），叮相噢嘞（外伤出血），漆疮，能晗能累（湿疹），唛蛮（风疹）。

千层纸

【来源】本品为紫葳科植物木蝴蝶 *Oroxylum indicum*（L.）Benth. ex Kurz 的成熟种子。生于山地、沟谷。分布于广西中部、西部、南部地区。秋季采收成熟果实，曝晒至果实开裂，取种子晒干用。

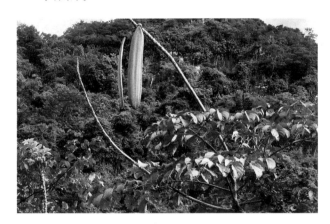

千层纸

【性味】微寒，苦、甜。

【功效】通气道、谷道，清热毒，除湿毒。

【主治】埃病（咳嗽），货烟妈（咽喉肿痛），胴尹（胃痛），肝硬化，仲嘿喯尹（痔疮）。

千里光

【来源】本品为菊科植物千里光 *Senecio scandens* Buch.-Ham. ex D. Don 的全草。生于丘陵、山地草丛、园边、路旁。分布于广西各地。夏、秋季采，鲜用或晒干用。

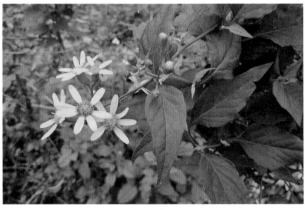

千里光

【性味】寒，苦。

【功效】清热，解毒，杀虫，明目，调谷道。

【主治】贫疹（感冒），货烟妈（咽喉肿痛），白冻（泄泻），屙利（痢疾），嗒咛（结膜炎），呗农（痈疮），狠尹（疖肿），航靠谋（痄腮），能晗能累（湿疹），过敏性皮炎，仲嘿喯尹（痔疮），额哈（毒蛇咬伤）。

青　蒿

【来源】本品为菊科植物黄花蒿 *Artemisia annua* L. 的全草。生于旷野、坡地、沟边、田间等处。分布于广西各地。夏、秋季采，鲜用或切段阴干用。

【性味】寒，苦、辣。

【功效】清热毒，除湿毒，补阴。

【主治】瘴病，（奔疹）疹病，发得（发热），能蚌（黄疸），白冻（泄泻），唢冉（疥疮），唛蛮（风疹），额哈（毒蛇咬伤）。

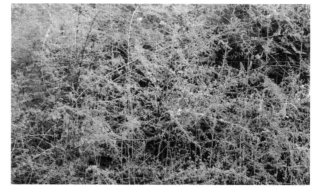

青蒿

肉 桂

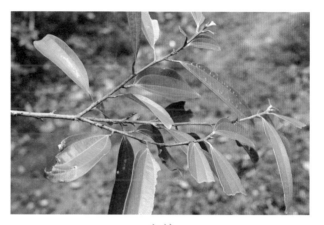

肉桂

【来源】本品为樟科植物肉桂 *Cinnamomum cassia*（L.）D. Don 的树皮、桂油。生于山地，多为栽培。分布于广西东南部、南部地区。秋后剥取，晒干用；剥皮后的枝叶、碎皮蒸馏提取桂油。

【性味】热，辣、甜。

【功效】通龙路、火路，祛寒毒，行气止痛，补火助阳。

【主治】巧尹（头痛），核尹（腰痛），胴尹（胃痛），胸痛，肋痛，墨病（哮喘），阳虚头晕，阳痿遗精，约京乱（月经不调），阴疽流注。桂油外用：发旺（风湿骨痛），林得叮相（跌打损伤），能晗能累（湿疹），额哈（毒蛇咬伤）。

三白草

【来源】本品为三白草科植物三白草 *Saururus chinensis*（Lour.）Baill. 的全草。生于溪边、沟旁、沼泽地等近水处。分布于广西各地。夏、秋季采，鲜用或晒干用。

【性味】寒，甘、辛。

【功效】清热解毒，利尿消肿，通水道。

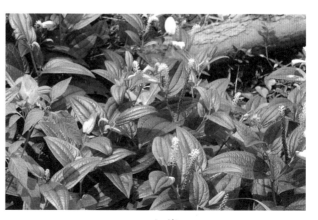

三白草

【主治】笨浮（水肿），能蚌（黄疸），肉扭（淋证），隆白呆（带下病），呗农（痈疮），狠尹（疖肿），慢性溃疡，臁疮。

三叉苦

【来源】本品为芸香科植物三桠苦 *Melicope pteleifolia*（Champ. ex Bench.）Hartley 的根、叶。生于丘陵坡地、溪边、林下。分布于广西各地。全年可采，鲜用或晒干用。

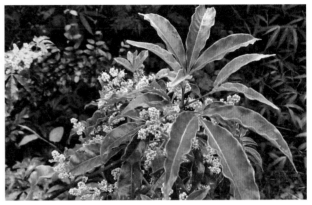
三叉苦

【性味】寒，苦。

【功效】解热毒，除湿毒，通龙路、火路，消肿止痛。

【主治】贫痧（感冒），林得叮相（跌打损伤），发旺（风湿痹痛），能啥能累（湿疹），皮炎，狠尹（疖肿），黄蜂蜇伤。

三角泡

【来源】本品为无患子科植物倒地铃 *Cardiospermum halicacabum* L. 的全草。生于林缘或荒地灌丛。分布于广西西部、中部、南部地区。夏、秋季采，鲜用或晒干用。

【性味】寒，苦、辣。

【功效】清热毒，除湿毒，通气道。

【主治】货烟妈（咽喉肿痛），唉百银（百日咳），能蚌（黄疸），肉扭（淋证），能啥能累（湿疹），呗疔（疔疮），林得叮相（跌打损伤），额哈（毒蛇咬伤）。

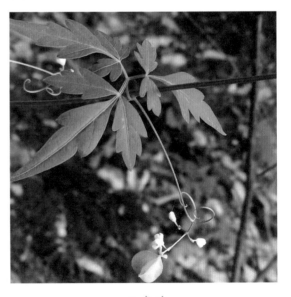
三角泡

三十六荡

【来源】本品为夹竹桃科植物娃儿藤 *Tylophora ovata*（Lindl.）Hook. ex Steud. 的根。生于山地灌丛、荒野或路旁。分布于南宁、昭平、藤县、平南、陆川、博白、上思等地。全年可采，洗净，晒干用。

【性味】温，辣；有小毒。

【功效】调气化痰，止咳平喘，散瘀消肿，解蛇毒。

【主治】埃病（咳嗽），墨病（哮喘），发旺（痹病），林得叮相（跌打损伤），额哈（毒蛇咬伤），北嘻（乳痈）。

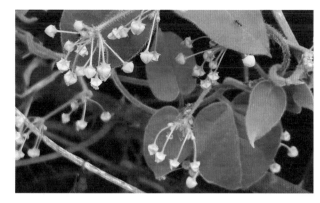
三十六荡

山苍子

【来源】本品为樟科植物山鸡椒 *Litsea cubeba*（Lour.）Pers. 的果实。生于山地疏林中。分布于广西各地。秋季果实成熟时采，除去杂质，阴干用。

【性味】温，辣、苦。

【功效】散寒毒，祛风毒，理气止痛。

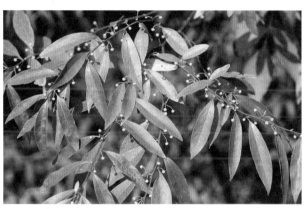
山苍子

【主治】胴尹（胃痛），腊胴尹（脘腹冷痛），东郎（食积），感冒头痛，发旺（风湿痹痛），冠心病心绞痛。

山豆根

【来源】本品为豆科植物越南槐 *Sophora tonkinensis* Gagnep. 的根茎。生于石山山脚或石缝。分布于广西西部、南部地区。秋季采，除去杂质，洗净晒干用。

【性味】寒，苦；有毒。

【功效】清热毒，除湿毒，止疼痛。

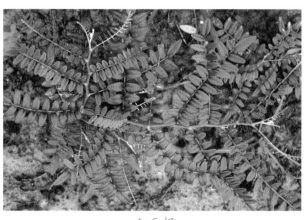
山豆根

【主治】货烟妈（咽喉肿痛），粉尹（齿龈肿痛），能蚌（黄疸），屙利（痢疾），仲嘿唠尹（痔疮），能蚌（黄疸），唥冉（疥疮），额哈（毒蛇咬伤），肿瘤。

山乌龟

【来源】本品为防己科植物广西地不容 *Stephania kwangsiensis* Lo 的块根。生于深山石缝或沟边灌丛。分布于田林、凌云、德保、那坡、靖西、龙州、大新等地。全年可采，洗净，切片晒干用。

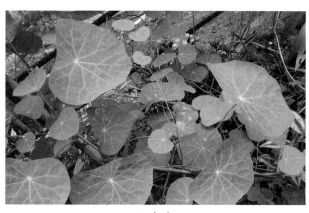

山乌龟

【性味】寒，苦。

【功效】通火路、龙路，调气道、谷道，消肿止痛，清热毒。

【主治】发旺（风湿痹痛），林得叮相（跌打损伤），胴尹（胃痛），屙利（痢疾），白冻（泄泻），埃病（咳嗽），货烟妈（咽喉肿痛），神经痛，牙痛，呗农（痈疮），北嘻（乳痈），额哈（毒蛇咬伤），产呱胴尹（产后腹痛），约京乱（月经不调）。

山芝麻

【来源】本品为梧桐科植物山芝麻 *Helicteres angustifolia* L. 的全株。生于山坡、丘陵、路旁。分布于南宁、梧州、桂林、平南、宁明等地。夏、秋季采，除去泥沙，洗净，切段晒干用。

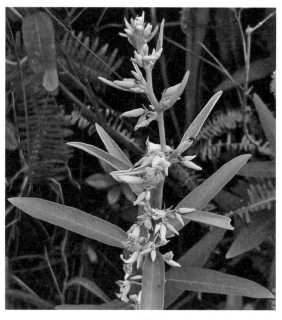

山芝麻

【性味】寒，辣，微苦，有小毒。

【功效】祛风毒，解热毒，祛湿毒，调谷道、气道。

【主治】唪痧（痧症），贫痧（感冒），笃麻（麻疹），航靠谋（痄腮），呗农（痈疮），呗疔（疔疮），额哈（毒蛇咬伤），湿毒疮，屙利（痢疾），白冻（泄泻），发旺（风湿痹痛）。

蛇含

【来源】本品为蔷薇科植物蛇含委陵菜 *Potentilla kleiniana* Wight et Arn. 的全草。生于山坡草地、田边地头。分布于广西各地。夏季采，鲜用或晒干用。

【性味】凉，辣、苦。

【功效】清热定惊，解瘴毒，调气道，通龙路，消肿止痛。

【主治】高热惊风，瘴笃（疟疾），埃病（咳嗽），唉百银（百日咳），屙利（痢疾），呗农（疮疡），货烟妈（咽喉肿痛），豪尹（风火牙痛），唪呗嘟（带状疱疹），目赤肿痛，额哈（毒蛇咬伤），风湿麻木，林得叮相（跌打损伤），约京乱（月经不调），叮相噢嘞（外伤出血）。

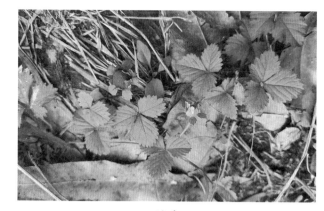

蛇含

肾 蕨

【来源】本品为肾蕨科植物肾蕨 Nephrolepis cordifolia (L.) C. Presl 的块茎。生于沟谷林下、岩石缝、阴湿石上或树干。分布于南宁、龙州、平南、金秀、阳朔、钟山等地。全年可采，洗净，鲜用或晒干用。

【性味】平，苦、辛。

【功效】清热利湿，润肺止咳，软坚消积，通气道。

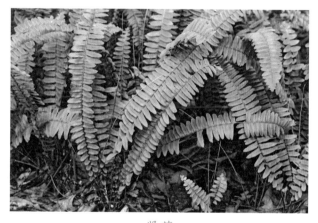

肾蕨

【主治】贫痧（感冒），发得（发热），埃病（咳嗽），屙利（痢疾），白冻（泄泻），能蚌（黄疸），肉扭（淋证），隆白呆（带下病），呗奴（瘰疬），兵嘿细勒（疝气），北嘻（乳痈），渗裆相（烧烫伤），额哈（毒蛇咬伤）。

生 姜

【来源】本品为姜科植物姜 Zingiber officinale Roscoe 的根茎。生于温暖、湿润的坡地，多为栽培。分布于广西各地。秋、冬季采，除去须根，生用。

【性味】微温，辛。

【功效】解表散寒，温中

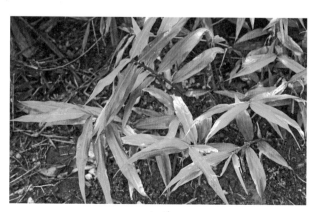

生姜

止呕，温肺止咳，解毒，调气道、谷道。

【主治】贫痧（感冒），鹿（呕吐），腊胴尹（腹痛），埃病（咳嗽），食鱼蟹中毒，呗农（痈肿），脚气。

十大功劳

【来源】本品为小檗科植物阔叶十大功劳 *Mahonia bealei*（Fort.）Carr. 的茎。生于山地灌丛或疏林。分布于靖西、凤山、融水、全州、平乐、昭平、平南、南宁。全年可采，切片晒干。

【性味】微寒，苦。

【功效】清热毒，除湿毒，补阴。

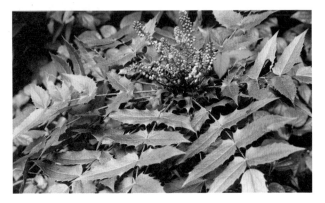

十大功劳

【主治】钵痨（肺痨），贫痧（感冒），能晗能累（湿疹），外伤感染，渗裆相（烧烫伤）。

石菖蒲

【来源】本品为天南星科植物石菖蒲 *Acorus tatarinowii* Schott 的根状茎。生于山谷溪边石上。分布于广西各地。秋、冬季采，除去泥沙和须根，鲜用或晒干用。

【性味】温，辣、苦。

【功效】调巧坞，通火路，除湿毒。

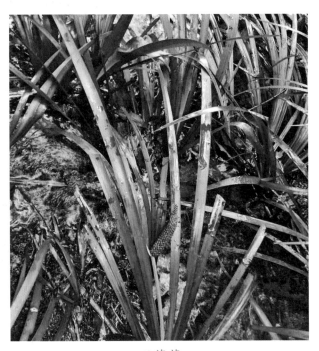

石菖蒲

【主治】神志不清，喑瘘（健忘），耳聋，屙利（痢疾），笨浮（水肿），发旺（痹病），林得叮相（跌打损伤），额哈（毒蛇咬伤），能晗能累（湿疹），航靠谋（痄腮），呗农（痈疮），狠尹（疖肿）。

石油菜

【来源】本品为荨麻科植物波缘冷水花 *Pilea cavaleriei* Levl. 的全草。生于石山石缝。分布于南宁、融水、柳城、龙胜、兴安、灵川、罗城、灵山等地。全年可采, 洗净, 鲜用或晒干用。

【性味】凉, 微苦。

【功效】清肺止咳, 利水消肿, 解毒止痛, 通水道。

【主治】埃病（咳嗽）,

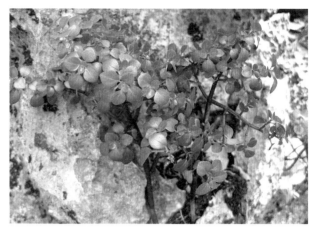

石油菜

钵痨（肺痨）, 笨浮（水肿）, 渗裆相（烧烫伤）, 林得叮相（跌打损伤）, 恶疮, 呗农（痈疮）。

水八角

【来源】本品为车前科大叶石龙尾 *Limnophila rugosa*（Roth）Merr. 的全草。生于河边、沟边湿地。分布于防城港、南宁、北流、博白、钟山、平乐、岑溪、藤县等地。全年可采, 洗净, 鲜用或晒干用。

【性味】温, 辣、甜, 有小毒。

【功效】通火路, 调气道, 健脾利湿, 理气止痛。

【主治】胴尹（胃痛）, 白冻（泄泻）, 笨浮（水肿）, 埃病（咳嗽）, 墨病（气喘）, 小儿乳积, 呗农（痈疮）, 林得叮相（跌打损伤）, 夺扼（骨折）, 额哈（毒蛇咬伤）, 能啥能累（湿疹）, 慢性溃疡。

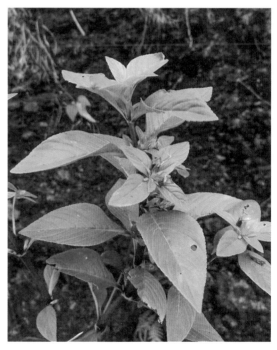

水八角

水半夏

【来源】本品为天南星科植物鞭檐犁头尖 *Typhonium flagelliforme*（Lodd.）Blume 的块茎。生于石缝或林下阴湿处。分布于南宁、龙州、天等、贵港等地。冬末春初采,除去外皮及须根，鲜用或开水略烫晒干用。

【性味】热，辣，有毒。

【功效】通气道，祛寒毒，除湿毒。

【主治】埃病（咳嗽），比耐来（咳痰），呗农（痈疮），狠尹（疖肿），无名肿毒，额哈（毒蛇咬伤），林得叮相（跌打损伤）。

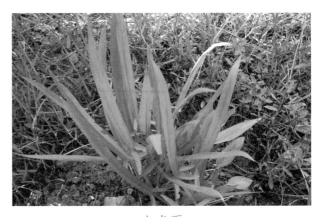

水半夏

水田七

【来源】本品为薯蓣科植物裂果薯 *Schizocapsa plantaginea* Hance 的块茎。生于沟边河旁、浅水湿地。分布于广西各地。夏、秋季采，洗净，去须根，鲜用或切片晒干用。

【性味】寒，苦，有毒。

【功效】清热解毒，散瘀消肿，理气止痛，截疟，调气道、谷道。

【主治】林得叮相（跌打损伤），腊胴尹（腹痛），溃疡病，胃炎，发得（发热），埃病（咳嗽），货烟妈（咽喉肿痛），诺嚎哒（牙髓炎、牙周炎），呗农（疮疡肿毒），瘴笃（疟疾），航靠谋（痄腮）。

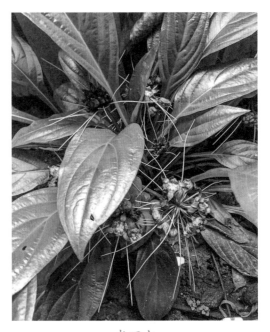

水田七

水杨梅

【来源】本品为茜草科植物细叶水团花 *Adina rubella* Hance 的全株。生于河边、溪旁。分布于广西各地。全年可采，阴干用。

【性味】凉，苦、涩。

【功效】利湿毒，清热毒，消肿毒，杀虫。

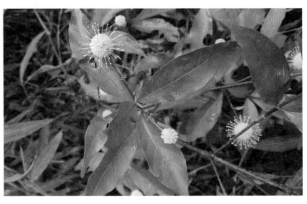

水杨梅

【主治】白冻（泄泻），屙利（痢疾），能啥能累（湿疹），呗农（痈疮肿毒），风火牙痛，林得叮相（跌打损伤），叮相噢嘞（外伤出血），隆白呆（带下病）。

水　烛

【来源】本品为香蒲科植物水烛 *Typha angustifolia* L. 的花粉。生于水边或沼泽地。分布于南宁、博白。夏季花将开放时，采花穗晒干碾压筛出花粉，称生蒲黄，炒黑即蒲黄炭。

【性味】平，甜。

【功效】生蒲黄：调龙路、火路，通水道，消肿毒。蒲黄炭：止血。

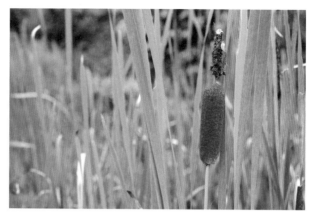

水烛

【主治】生蒲黄：京瑟（闭经），腊胴尹（腹痛），产呱胴尹（产后腹痛），京尹（痛经），林得叮相（跌打损伤），笨浮（水肿），肉扭（淋证），仲嘿唀尹（痔疮），呗奴（瘰疬），呗脓（痈肿）。蒲黄炭：鹿嘞（呕血），鹿嘞（咯血），功能性子宫出血，渗裂（衄血），阿意嘞（便血），叮相噢嘞（外伤出血），兵淋嘞（崩漏），隆白呆（带下病），口疮（口腔溃疡），能啥能累（湿疹）。

松　树

【来源】本品为松科植物马尾松 *Pinus massoniana* Lamb. 的树皮和松脂加工品。生于山坡砂砾地或旷野荒地。分布于广西各地。树皮随采随用；松脂夏季采，蒸馏分离加工而成。

【性味】微热，微苦、涩。

【功效】通气道、谷道，化痰，止咳，平喘。

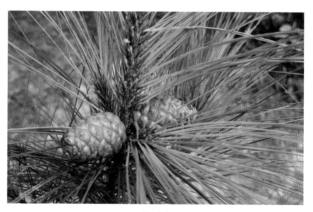

松树

【主治】唉耶（支气管炎），胴尹（胃痛）。树皮：呗农（痈疮肿毒），渗裆相（烧烫伤），叮相噢嘞（外伤出血）。能啥能累（皮肤瘙痒）（松香研粉调猪油涂患处）。

田 七

【来源】本品为五加科植物三七 *Panax notoginseng* （Burkill） F. H. Chen ex C.Chow ex W. G. Huang 的根状茎。栽培或野生于山地林中湿润处。分布于田东、德保、靖西、那坡。初秋采 3 年生以上植株根部，去净泥土，剪除细根及茎基，晒至半干，反复搓揉，再晒干用。

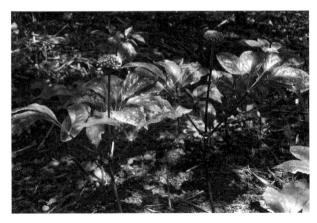

田七

【性味】热，甜。

【功效】调龙路、火路，补血，止血，散瘀止痛。

【主治】产后血虚，鹿嘞（吐血、咯血），渗裂（衄血），阿意嘞（便血），兵淋嘞（崩漏），胸痛，胴尹（胃痛），林得叮相（跌打损伤），京尹（痛经），产呱胴尹（产后腹痛），叮相噢嘞（外伤出血）。

土人参

【来源】本品为土人参科植物土人参 *Talinum paniculatum* （Jacq.）Gaertn. 的根。生于田野、村边、路旁。分布于南宁、田阳、南丹、灵川、灌阳、贺州、博白等地。秋季采，洗净，除去细根，刮去表皮，蒸熟，晒干用。

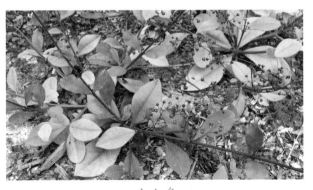

土人参

【性味】平，甜。

【功效】补虚，调气，润肺止咳，清热敛汗，调经止带。

【主治】嘘内（气虚），病后虚弱，嘻馁（产后缺乳），白冻（泄泻），兰奔（眩晕），钵痨（肺痨），埃病（咳嗽），潮热，优平（自汗），约京乱（月经不调），隆白呆（带下病），呗农（痈疮），狠尹（疖肿）。

万年青

【来源】本品为天南星科植物广东万年青 *Aglaonema modestum* Schott ex Engl. 的根茎。野生于石山密林溪边，多为栽培。分布于南宁、龙州、大新、那坡。全年可采，鲜用。

【性味】寒，辣，有毒。

【功效】清热毒，除湿毒，解瘴毒，消肿痛。

【主治】发得（发热），贫痧（感冒），瘴笃（疟疾），能蚌（黄疸），钵痨（肺痨），呗奴（瘰疬），肠伤寒，呗疔（疔疮）。

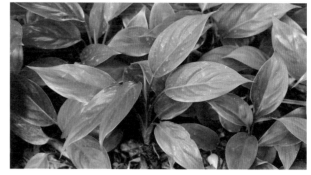
万年青

乌　柏

【来源】本品为大戟科植物乌柏 *Sapium sebiferum*（L.）Roxb. 的根、茎皮、叶。生于山坡、河谷、路边，有栽培。分布于广西各地。全年可采，鲜用或晒干用。

【性味】微温，苦，有小毒。

【功效】通水道，调谷道，除湿毒。

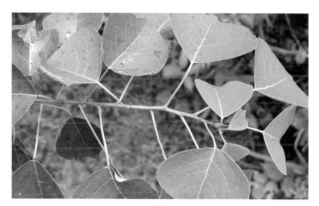
乌柏

【主治】蛊病（臌胀），笨浮（水肿），肉卡（癃闭），阿意囊（便秘），啈疳（疳积），癥瘕积聚，能唅能累（湿疹），痂（癣），额哈（毒蛇咬伤）。

五色梅

【来源】本品为马鞭草科植物马缨丹 *Lantana camara* L. 的全株。生于山脚、荒地、园边、路旁。分布广西各地。全年可采，鲜用或晒干用。

【性味】凉，甜、辣、麻，有毒。

【功效】清热毒，除湿毒，消肿痛。

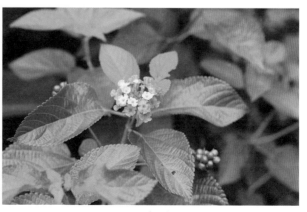
五色梅

【主治】贫痧（感冒），发得（高烧不退），流感，航靠谋（痄腮），发旺（风湿痹痛），林得叮相（跌打损伤），钵痨（肺结核），埃嘞（咳血），呗奴（瘰疬），能唅能累（湿疹、瘙痒）。

五月艾

【来源】本品为菊科植物多花蒿 *Artemisia myriantha* Wall. ex Bess. 的枝叶。生于荒野、空旷草地或路边。分布于南宁、临桂、兴安、龙胜等地。全年可采，以五月为佳，洗净，鲜用或晒干用。

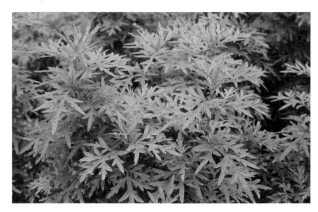

五月艾

【性味】温，微辣、微苦，有小毒。

【功效】止血，调龙路，祛寒毒，除湿毒。

【主治】鹿嘞（吐血），渗裂（衄血），阿意嘞（便血），兵淋嘞（崩漏），妊娠下血，约京乱（月经不调），京尹（痛经），吠偻（胎动不安），卟很裆（不孕症），屙利（痢疾），隆白呆（带下病），能唅能累（湿疹），嘛冉（疥疮），仲嘿奔尹（痔疮），呗农（疮疡）。

雾水葛

【来源】本品为荨麻科植物雾水葛 *Pouzolzia zeylanica* （L.）Benn. 的全草。生于潮湿林下、沟边或村旁。分布于广西各地。全年可采，洗净，鲜用或晒干用。

【性味】凉，甜、淡。

【功效】清热毒，除湿毒，利水道，排脓消肿。

【主治】呗农（疮痈），呗疔（疔疮），狠尹（疖肿），屙利（痢疾），白冻（泄泻），肉扭（淋证）。

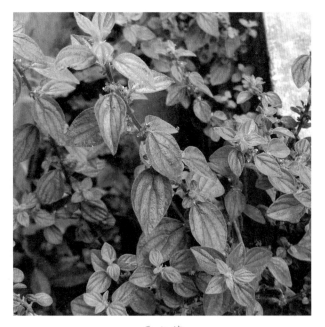

雾水葛

仙鹤草

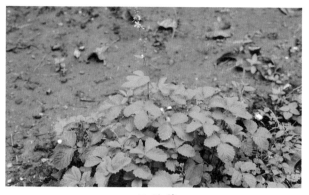

仙鹤草

【来源】本品为蔷薇科植物龙芽草 *Agrimonia pilosa* Ledeb. 的地上部分。生于山坡、溪边、村边、路旁。分布于广西各地。夏、秋季采，洗净，鲜用或晒干用。

【性味】平，苦、涩。

【功效】调龙路，止血，止痢，杀虫。

【主治】渗嘞（血证），蛊病（肝硬化腹水），白冻（泄泻），屙利（痢疾），瘰病，隆白呆（带下病），渗裆相（烧烫伤），浮尹（无名肿毒），呗农（痈疮）。

香 茅

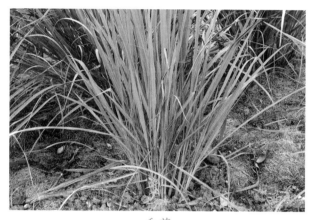

香茅

【来源】本品为禾本科植物柠檬草 *Cymbopogon citratus* (D. C.) Stapf 的全草。多为栽培。分布于南宁、玉林。全年可采，鲜用、阴干用，或蒸馏提取香茅油用。

【性味】温，辣、甜。

【功效】祛风毒，解瘴毒，调气止痛，通火路、龙路。

【主治】发得（发热），贫痧（感冒），瘴笃（疟疾），巧尹（头痛），林得叮相（跌打损伤），发旺（风湿痹痛），腊胴尹（腹痛），白冻（泄泻），约京乱（月经不调），蚊虫叮咬。

小驳骨

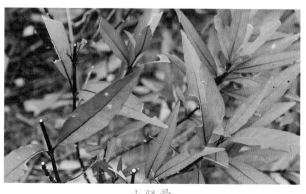

小驳骨

【来源】本品为爵床科植物小驳骨 *Justicia gendarussa* N. L. Burman 的全株。生于沟谷或山地阴湿处，常栽培做绿篱。分布于广西东南部、南部、西部地区。全年可采，洗净切段，晒干用。

【性味】平，酸、麻、辣。

【功效】通龙路、火路，接骨消肿，除湿止痛。

【主治】林得叮相（跌打扭伤），夺抈（骨折），发旺（风湿痹痛），筋伤骨痛，京瑟（闭经），产呱胴尹（产后腹痛），浮尹（无名肿毒）。

小叶榕

【来源】本品为桑科植物榕树 Ficus microcarpa L. f. 的叶、气生根。生于山地、村边、路旁。分布于广西各地。全年可采，叶鲜用；气生根扎成小把，干燥用。

【性味】平，苦、涩。

【功效】调火路，祛风毒，清热毒，除湿毒。

【主治】发旺（风湿痹痛），

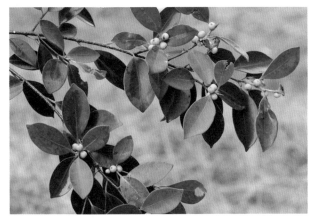

小叶榕

骨质增生症，流行性感冒，唉百银（百日咳），喏耶（支气管炎），笃麻（麻疹不透），货烟妈（咽喉肿痛），火眼（急性结膜炎），牙痛，腊胴尹（腹痛），渗裂（衄血），肉扭（淋证），屙利（痢疾），白冻（泄泻），林得叮相（跌打损伤）。

羊角菜

【来源】本品为豆科植物望江南 Senna occidentalis（Linnaeus）Link 的全株。生于山坡、荒地或村边。分布于河池、百色、南宁、玉林等地。全年可采，鲜用或晒干用。

【性味】寒，苦，有小毒。

【功效】通气道，止咳喘，清肝和胃，消肿解毒，利二便。

【主治】墨病（哮喘），

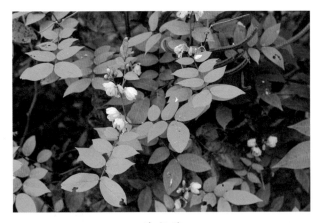

羊角菜

发得（发热），巧尹（头痛），目赤，阿意囊（便秘），腊胴尹（腹痛），渗嘞（血证），呗农（痈疮），呗疔（疔疮），额哈（毒蛇咬伤）。

洋金花

【来源】本品为茄科植物洋金花 *Datura metel* L. 的花、叶。多为栽培。分布于昭平、岑溪、北流、上林、武鸣、那坡、东兰等地。全年可采，鲜用或晒干用。

【性味】温，辣、苦，有大毒。

【功效】通气道，镇咳平喘，拔脓，麻醉止痛。

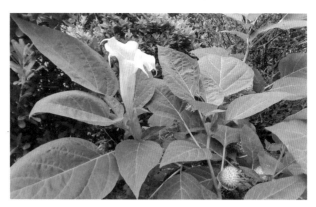
洋金花

【主治】埃病（咳嗽），墨病（哮喘），发旺（痹病），脚气，尊寸（脱肛），呗农（痈疮），呗疔（疔疮），渗裆相（烧烫伤）。

野荞麦

【来源】本品为蓼科植物金荞麦 *Fagopyrum dibotrys* （D. Don）Hara 的根茎。生于荒坡、沟边阴湿处。分布于南宁、兴安、龙胜、资源、平南、容县、金秀、梧州。冬季采，除去茎及须根，洗净，晒干用。

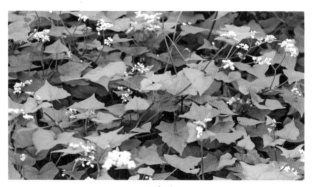
野荞麦

【性味】微寒，微辣、涩。

【功效】通气道，清热毒，除湿毒，排脓祛瘀。

【主治】埃病（咳嗽），肺脓肿，麻疹，货烟妈（咽喉肿痛），额哈（蛇伤），红斑狼疮。

益母草

【来源】本品为唇形科植物益母草 *Leonurus japonicus* Houttuyn. 的地上部分。生于田埂、溪边、村边、路旁。分布于广西各地。夏季采，鲜用或晒干用。

【性味】微寒，苦、辣。

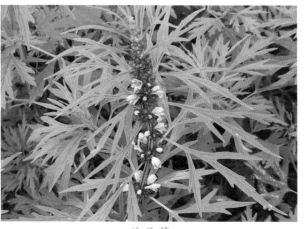
益母草

【功效】通龙路，行血调经，清热毒，利水道。

【主治】兵淋嘞（崩漏），约京乱（月经不调），京尹（痛经），京瑟（闭经），产呱忍勒卟叮（产后恶露不尽），呗农（疮疡肿毒），隆白呆（带下病），笨浮（水肿），林得叮相（跌打损伤）。

鹰不扑

【来源】本品为五加科植物黄毛楤木 *Aralia Chinensis* L. 的根、叶。生于山地、沟边、林缘。分布于南宁、平南、桂平、灵山、合浦、柳城、凤山、那坡、凌云等地。根全年可采，切段，晒干用；叶夏、秋季采，鲜用。

【性味】温，辣；有小毒。

【功效】通火路、龙路，祛风除湿，行气止痛。

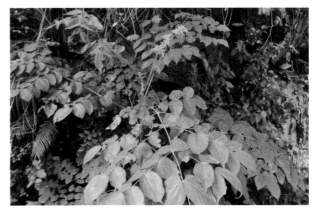

鹰不扑

【主治】林得叮相（跌打损伤），发旺（风湿痹痛），胴尹（胃痛），白冻（泄泻），屙利（痢疾），能蚌（黄疸），笨浮（水肿），隆白呆（带下病），幽堆（前列腺炎），北嘻（乳痈），呗农（疮疖）。

鱼腥草

【来源】本品为三白草科植物蕺菜 *Houttuynia cordata* Thunb. 的全草。生于山地、沟边、田埂或林下湿地。分布于广西各地。夏季茎叶茂盛、花穗多时采，除去杂质，晒干用。

【性味】微寒，苦。

【功效】清热毒，除湿毒，调气道、水道，清痈排脓。

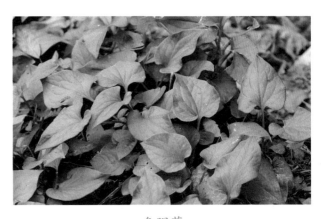

鱼腥草

【主治】钵农（肺痈），埃病（咳嗽），墨病（哮喘），发得（发热），屙利（痢疾），肉扭（淋证），呗农（痈疮）。

苎 麻

【来源】本品为荨麻科植物苎麻 *Boehmeria nivea*（L.）Gaudich 的根、茎叶。生于山坡、沟谷、路边。多为栽培。分布于广西大部分地区。冬、春季采，洗净，鲜用或晒干用。

【性味】寒，甜。

【功效】通龙路，解热毒，凉血止血。

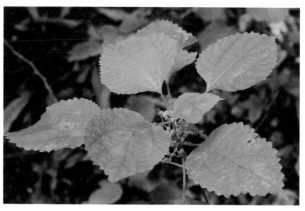
苎麻

【主治】鹿嘞（吐血），幽裂（尿血），兵淋嘞（崩漏），吠偻（胎漏），肉扭（淋证），奔寸（子宫脱垂），笃麻（小儿麻疹），狠尹（疖肿），夺扼（骨折），隆白呆（带下病）。

· 附录 ·

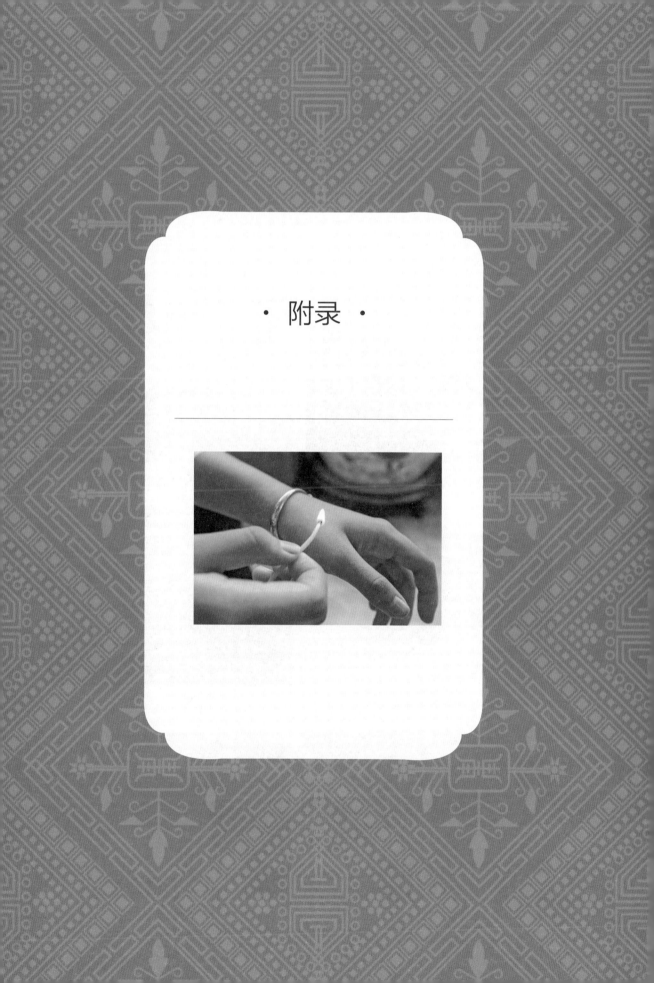

附录 1

壮医外科常用外治法图片

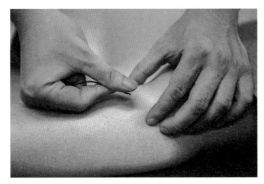

壮医药线点灸疗法

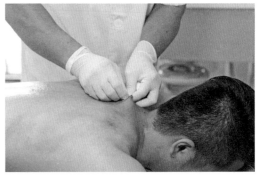

壮医针刺疗法

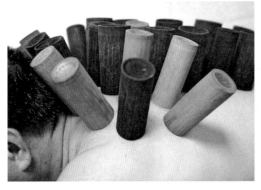

壮医药物竹罐疗法

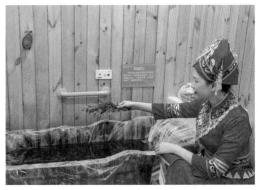

壮药熏洗疗法

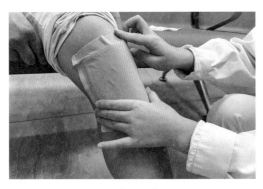

壮医敷贴疗法

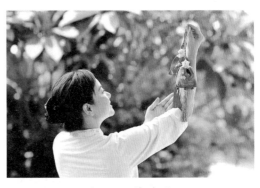

壮医佩药疗法

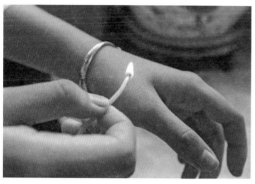

壮医灯草灸疗法

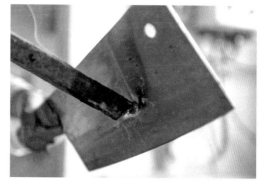

壮医刀油疗法

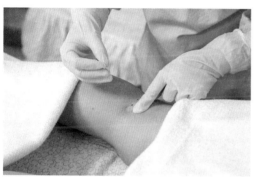

壮医刺血疗法

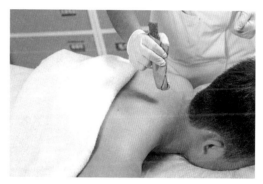

壮医火攻疗法

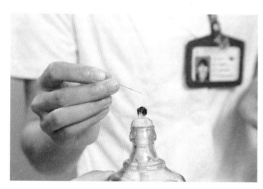

壮医火针疗法

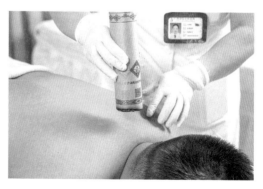

壮医香灸疗法

附录 2

壮医常见外科疾病图片

皮肤病图片

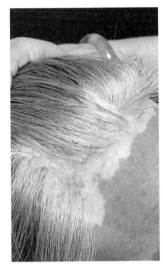

白癜风

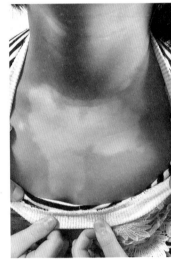

白癜风

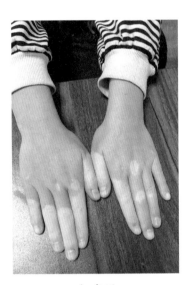

白癜风

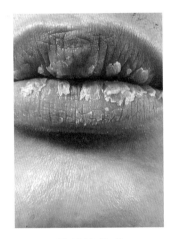

剥脱性唇炎

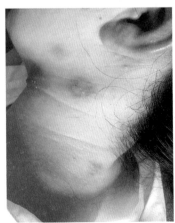

带状疱疹

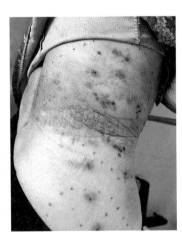

带状疱疹

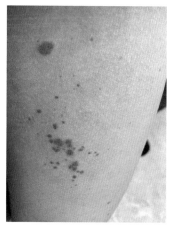
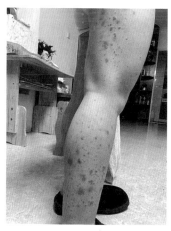
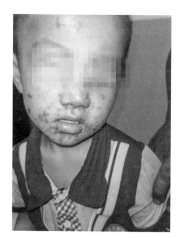

过敏性紫癜　　　　　　　　过敏性紫癜　　　　　　　　黄水疮

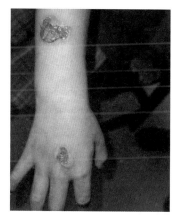
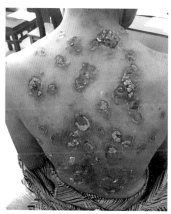
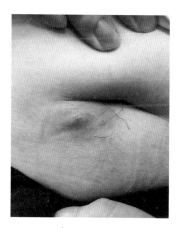

黄水疮　　　　　　　　　　黄水疮　　　　　　　　　疖（腹部）

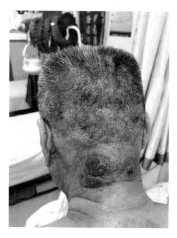
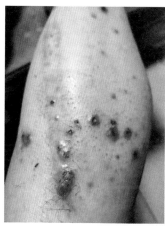
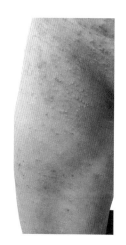

疖（头部）　　　　　　　结节性痒疹　　　　　　　　疥疮

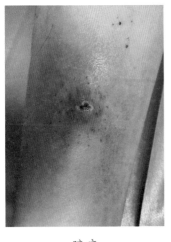

臁疮

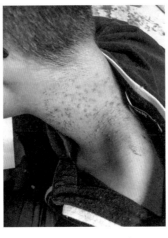

毛囊炎（马拉色菌）

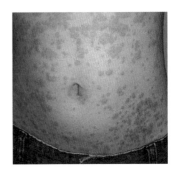

玫瑰糠疹

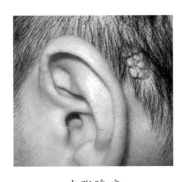

皮脂腺痣

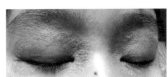

神经性皮炎

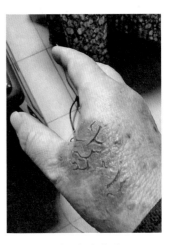

湿疹（手部）

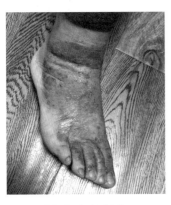

湿疹（足部）

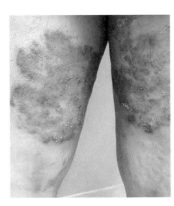

体癣

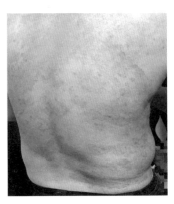

体癣

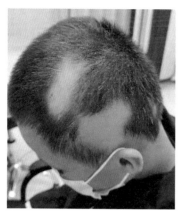

脱发

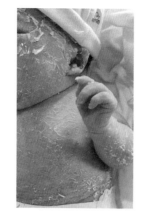

先天性鱼鳞病样皮肤病

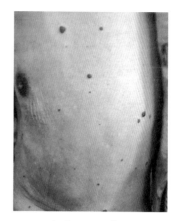

老年性血管瘤

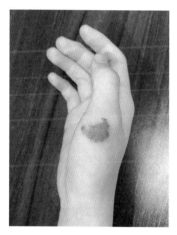

血管瘤

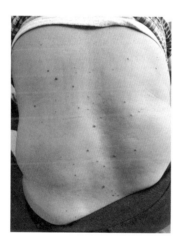

血管痣

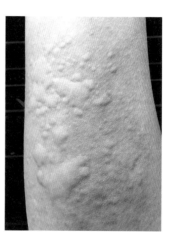

荨麻疹

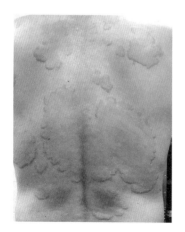

荨麻疹

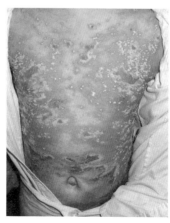

银屑病（小儿脓疱型）

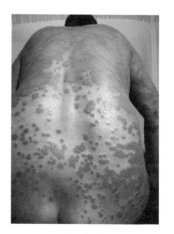

银屑病

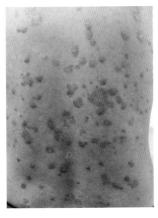
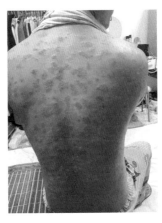
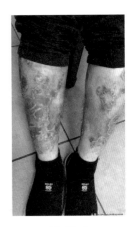

银屑病　　　　　　　　　银屑病　　　　　　　　　银屑病

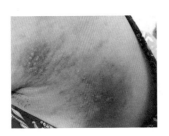
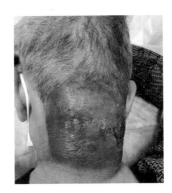
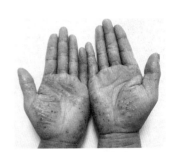

隐翅虫皮炎　　　　　　　　痈　　　　　　　　掌跖脓疱

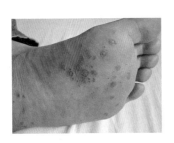
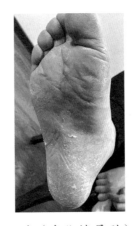
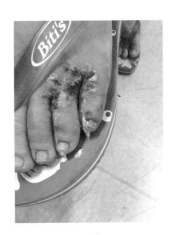

跖疣　　　　　足癣（角化鳞屑型）　　　　　足癣

外伤图片

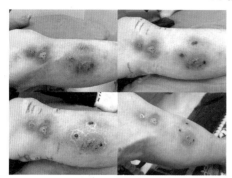

不明昆虫咬伤

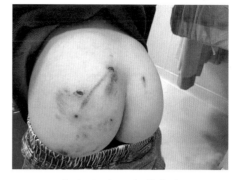

狗咬伤（儿童臀部）

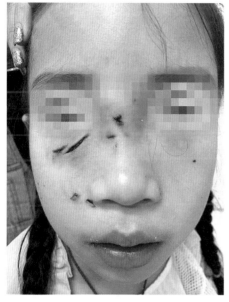

狗咬伤（女童脸）

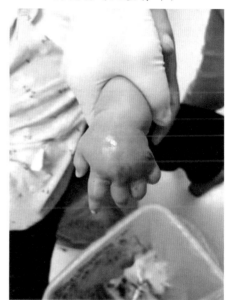

老鼠咬伤

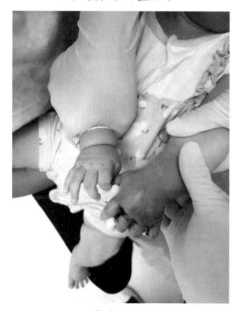

老鼠咬伤

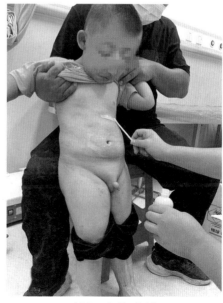

蚂蚁咬伤过敏

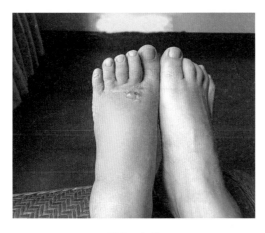

蚂蚁咬伤

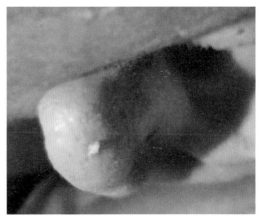

蜜蜂蜇伤（耳朵）

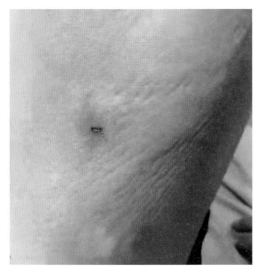

蛇咬伤

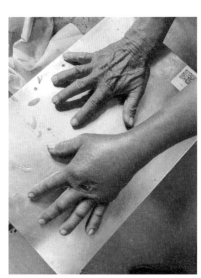

竹叶青咬伤

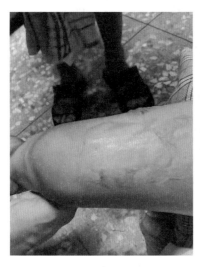

烫伤第 1 天

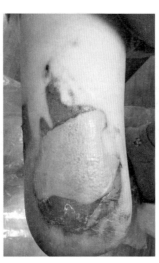

烫伤第 7 天

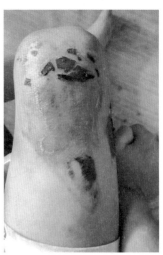

烫伤第 10 天

附录 3

壮医外科常用外治技法操作规范

壮医敷贴疗法

一、概念

壮医敷贴疗法是将壮药敷贴于人体某些部位或穴位上，通过皮肤对药物的吸收，达到预防、治疗疾病的一种外治疗法，具有调气血、通道路、平阴阳、祛邪毒等功效。

二、适应证

（1）内科疾病，如痹病、咳嗽、哮喘、中风、高血压、失眠、胃痛、呕吐、呃逆等。

（2）外科疾病，如瘰疬、前列腺肥大、腰腿痛、骨折、跌打损伤、痈疮肿毒等。

（3）妇科疾病，痛经、乳腺增生、慢性盆腔炎、子宫肌瘤等。

（4）儿科疾病，痄腮、小儿泄泻、疳积、小儿厌食症、小儿支气管炎等。

（5）五官科疾病，过敏性鼻炎、近视、副鼻窦炎、急性扁桃体炎等。

三、禁忌证

（1）皮肤损伤、溃疡、炎症、水疱等。

（2）皮肤过敏。

（3）孕妇。

四、操作要点

（一）施术前准备

（1）物品：低度米酒、姜汁或米醋、玻璃贴或敷贴、胶布、绷带、医用棉签、医用手套。

（2）药物：根据病情选择相应药物，可用鲜药，或干药粉粹制成药散，或制成药膏。

（二）环境要求

治疗室内清洁、安静，光线充足，温度适宜，避免吹风导致患者受凉。

备齐用物，向患者说明治疗的意义和注意事项，对患者进行精神安慰与鼓励，消除患者的紧张、恐惧情绪，使患者积极主动配合操作。

（四）部位选择

根据病证选择适当的治疗部位，敷贴前宜用温开水将敷贴部位清洗干净。

（五）体位选择

选择患者舒适、医者便于操作的体位，以坐位或卧位为宜。

（六）消毒

医者消毒：清洁洗手，戴医用手套。

（七）施术方法

（1）调药：取适量药物，阴证方用低度米酒或姜汁配制，阳证方用米醋配制，调成糊状后均匀涂抹于玻璃贴或敷贴上。

（2）敷贴：选择合适的敷贴，如为使用米酒调制的膏药，先加热至 40 ～ 50℃，温度适宜即敷贴于治疗部位或穴位，敷贴时间为 4 ～ 6 小时（根据患者的耐受情况或病情而定），老年人、小儿及体质虚弱的患者敷贴时间可以适当缩短。

（3）固定：敷贴部位如果在头面或躯干，只需用胶布固定即可；如果在关节或活动度大的部位，必须用绷带固定，以防药贴容易脱落。小儿往往用手抓挠敷贴部位，应加用绷带固定。

五、治疗时间及疗程

一般每日 1 次，病情严重者可每日 2 次，14 日为 1 个疗程。

敷贴穴位数量：每个关节不超过 4 个穴位（如腕关节、肘关节、肩关节、踝关节、膝关节等），每个部位不超过 6 个穴位（如颜面部、肩颈部、胸背部、腰部、腹部、髋部、大腿、小腿、足部等）。

六、注意事项

（1）注意观察有无皮肤瘙痒、红肿等皮肤过敏现象。

（2）忌食生冷、辛辣及海鲜等食物。

七、意外情况的处理

皮肤过敏：停止敷贴，并将残余药物及药渍洗净，轻者无需处理，重者遵医嘱使用内服或外用抗过敏药。

壮医药熨疗法

一、概念

壮医药熨疗法是将药物反复烫熨部位或穴位的一种治疗方法，具有祛风毒、散寒毒、除湿毒、化瘀毒、消肿痛、散瘀结、通龙路、火路气机等功效。

二、适应证

主要用于寒毒、湿毒、风毒、痧毒、瘀毒所致的病证。如痹病；感冒，中风偏瘫，肌肤麻木不仁、痹冷疼痛，痿软无力；颈肩腰腿痛，骨折、跌打损伤等；带状疱疹后遗神经痛；哮喘、慢性咳嗽、鼻炎等；痛经、闭经等妇科病。

三、禁忌证

（1）皮肤有创面、溃烂。

（2）出血性疾病禁用，如血小板减少性紫癜、过敏性血小板减少性紫癜、月经过多、崩漏等。

（3）孕妇腹部、腰骶部。

四、操作要点

（一）施术前准备

（1）物品：消毒毛巾、布袋、一次性木桶袋。

（2）药物：根据病情选择相应壮药，可粉粹。

（3）药液制备：将药物装入布袋，加水浸泡至少30分钟，然后加热煮沸20分钟，滤出药液备用。

（二）环境要求

治疗室内清洁、安静，光线充足，温度适宜，避免患者吹风受凉。

（三）术前护理

备齐用物，向患者说明治疗的意义和注意事项，对患者进行精神安慰与鼓励，消除患者的紧张、恐惧情绪，使患者积极主动配合操作。

（四）部位选择

根据病证选择适当的治疗部位。每次所选治疗部位不超过4个。

（五）体位选择

选择患者舒适、医者便于操作的体位，以坐位或卧位为宜。

（六）消毒

术者消毒：清洁洗手，先戴无菌手套，再戴纱手套，最外层戴防烫厚胶手套。

（七）施术方法

（1）熨敷：用加厚毛巾趁热浸药液，拧成半干，反复熨敷患处，熨敷过程中保持适宜的温度（根据患者的耐受情况而定），温度一般不超过50℃，及时更换热毛巾。

（2）浸洗：根据病情需要，熨敷后可选择使用药水浸洗患处或浸泡双足。

（八）施术后处理

施术后用消毒方纱拭干局部。

五、治疗时间及疗程

每个部位20～30分钟，根据病情而定。一般每日1次，5～15日为1个疗程。

六、注意事项

（1）老年人、幼儿及对热不敏感者，药熨温度不超过50℃。

（2）在腹部行药熨时手法宜轻。

七、意外情况的处理

烫伤：立即停止治疗，外涂新鲜芦荟、万花油或烫伤膏。若水疱不大，只需告诉患者注意不要擦破，几日后即可吸收而愈；若水疱较大，可以用消毒针具沿皮穿刺，放出疱液，外用消毒敷料保护。

壮医药线点灸疗法

一、概念

壮医药线点灸疗法是用壮药泡制的苎麻线，点燃后直接灼灸患者体表的一定穴位或部位，以治疗疾病的一种方法，具有温通止痛、消瘀散结、固本强身等功效。

二、适应证

（1）痧病、胃脘痛、头痛、头晕、风湿关节疼痛等内科疾病。

（2）带状疱疹、慢性湿疹、荨麻疹、皮肤瘙痒等皮肤病。

（3）痛经、附件炎、带下病等妇科病。

（4）疳积等儿科疾病。

（5）眼干、视物模糊等眼科疾病。

（6）口腔溃疡等口腔科疾病。

（7）耳鸣等耳鼻喉科疾病。

三、禁忌证

（1）严重高血压病、心脏病。

（2）眼球、男性外生殖器龟头部和女性小阴唇部禁灸。

（3）黑痣慎用。

（4）患者处于过度疲劳、饥饿、或精神高度紧张状态。

（5）孕妇。

四、操作要点

（一）施术前准备

物品：壮医药线、无菌纱布、酒精灯、打火机、剪刀等。

（二）环境要求

治疗室内清洁、安静，光线充足，温度适宜，避免患者吹风受凉。

（三）术前护理

备齐用物，向患者说明治疗的意义和注意事项，对患者进行精神安慰与鼓励，消除患者的紧张、恐惧情绪，使患者积极主动配合操作。

（四）部位选择

根据病证选择适当的治疗部位。

（五）体位选择

选择患者舒适、医者便于操作的体位。

（六）消毒

用无菌纱布醮适量生理盐水擦拭施灸处皮肤。

（七）施术方法

（1）整线。

（2）持线：右手拇指、食指夹持药线一端，露出线头 1 ～ 2 厘米。

（3）点火：在酒精灯上点燃，用珠火施灸。

（4）施灸：将线头火星对准穴位或部位，手腕和拇指顺势屈曲，拇指指腹将带有珠火的线头直接点按在穴位上，一按火灭即起为一壮，一般每穴点灸 1 ～ 3 壮。

（八）施术后处理

施术后如有水疱，涂万花油等。

五、治疗时间及疗程

每日 1 次，7 日为 1 个疗程。

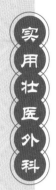

六、注意事项

（1）必须严格掌握火候，切忌烧伤皮肤。

（2）必须严格掌握手法，切实做到"以轻应轻，以重应重"。

（3）点灸眼区及面部靠近眼睛的穴位时，嘱患者闭眼，以免不慎火花飘入眼内引起烧伤。

（4）点灸面部穴位时一律用轻手法。

（5）注意告知患者灸后有蚁咬感或灼热感属正常现象，不要用手抓破所灸穴位或部位，以免引起感染。

（6）各种皮肤病患者，如湿疹、荨麻疹、带状疱疹、白癜风等患者，在点灸治疗期间忌食生葱、牛肉、马肉、母猪肉、海鲜、竹笋、韭菜、南瓜苗、公鸡、鲤鱼等发物。

七、意外情况的处理

晕灸：如患者在点灸过程中出现气短、面色苍白、出冷汗等晕灸现象，应立即停止操作，让患者以头低位平卧 10 分钟左右，亦可加服少量糖水。

壮医药物竹罐疗法

一、概念

壮医药物竹罐疗法是用煮沸的壮药液加热特制的竹罐，再将竹罐趁热吸拔于治疗部位以治疗疾病的一种方法，具有祛风毒、除湿毒、化瘀毒、散寒毒、清热毒、消肿痛、通调龙路和火路气机等功效。

二、适应证

本疗法适应证较广泛，各科疾病均可应用。主要用于寒毒、瘀毒所致之病证，如痹病、痧病、各种原因引起的腰腿痛、颈椎病、肩背酸痛、肢体麻木、半身不遂、肌肤麻木不仁或痹冷疼痛不适、骨折愈后瘀积、跌打损伤、头痛、带状疱疹后遗神经痛等。

三、禁忌证

（1）自发性出血或损伤后不易止血者，如血友病、白血病、紫癜。

（2）有脑血管、心血管、肝、肾等严重原发性疾病。

（3）体质虚弱、极度消瘦，皮肤没有弹性。

（4）精神病患者或精神高度紧张、狂躁不安、抽搐不能合作。

（5）孕妇。

（6）以下部位不宜拔罐：拔罐部位皮肤破损溃烂，或有静脉曲张、癌肿；口唇、眼、耳、鼻、乳头、疤痕、前后阴、心前区等部位；显浅动脉分布处，如腹股沟动脉搏动处、足背动脉搏动处、两侧颈动脉搏动处等部位；孕妇腰骶部、小腹部及合谷、三阴交等穴位。

四、操作要点

（一）施术前准备

（1）物品：竹罐、电磁炉、不锈钢锅或其他锅具、消毒毛巾、长镊子、一次性注射针头、一次性医用外科手套、0.5% 碘伏、医用棉签、无菌纱布、棉球。

（2）药物：根据病情选择相应壮药。

（3）药液准备：将药物装入布袋，加水浸泡至少 30 分钟，然后加热煮沸 20～30 分钟，滤出药液备用，用于浸煮竹罐。

（二）环境要求

治疗室内清洁、安静，光线充足，温度适宜，避免患者吹风受凉。

（三）术前护理

备齐用物，向患者说明治疗的意义和注意事项，对患者进行精神安慰与鼓励，消除患者的紧张、恐惧情绪，使患者积极主动配合操作。

（四）部位选择

根据病证选择适当的治疗部位或穴位。

（五）体位选择

选择患者舒适、医者便于操作的体位，以坐位或卧位为宜。

（六）消毒

医者消毒：医者采用七步洗手法常规清洗双手，戴一次性医用外科手套。

（七）施术方法

（1）煮罐：将竹罐投入药液中，煮沸 5 分钟备用。

（2）拔罐：根据拔罐部位选定大小合适的竹罐，捞出甩尽水珠（或迅速用折叠的消毒毛巾捂一下罐口，以便吸去药液，降低罐口的温度和保持罐内的热气），迅速扣拔于选定的部位或穴位上，根据病情及部位确定拔罐数量，留罐约 5～10 分钟后，按压罐边使空气进入从而取下竹罐。

（3）热敷：用消毒毛巾浸于热药液中，捞出拧干，待温度适宜时在拔罐部位热敷约 5 分钟。（一般拔罐过程到此即可结束。如急性病，或慢性病患者体质较好，拔罐部位瘀血较重，可以继续执行以下步骤。）

（4）壮医刺血：根据病情选择相应罐印部位或穴位行壮医刺血，常规消毒皮肤，用一次性注射针头在罐印部位皮肤上迅速浅刺 1～3 针，以局部少量渗血为度。

（5）再次拔罐：另取煮热的竹罐在刺血部位再次拔罐，留罐约 5～10 分钟后取下竹罐，用消毒干棉球擦净针刺部位的血迹，常规消毒皮肤。

（八）施术后处理

施术后如有渗血，用医用棉签擦拭后按压 2 分钟。

五、治疗时间及疗程

根据不同疾病和病情的轻重、病程的长短而定。一般急性病每日 1 次，慢性病隔日 1 次或 2～3 日 1 次，5～7 次为 1 个疗程。

六、注意事项

（1）注意保暖，防止受寒。

（2）拔罐时尽量甩尽水珠以免烫伤皮肤。

（3）拔罐过程中不能随便移动体位，以免引起疼痛或竹罐脱落。

（4）一般在饭后 2 小时拔罐，避免过度饥饿导致晕罐。

（5）取罐时动作要轻柔，不能硬拉竹罐。

（6）拔罐部位当天不能洗冷水，以防感染。

（7）拔罐后嘱患者饮温开水，加盐，或加盐和白糖。

（8）使用过的竹罐、毛巾必须送消毒供应中心统一严格消毒。

七、意外情况的处理

（1）烫伤：若仅出现皮肤潮红灼热，局部用烫伤膏等涂敷即可。若起疱，水疱不大，只需告诉患者注意不要擦破，外涂万花油、烫伤膏等，几日后即可吸收而愈；水疱较大，可以用消毒针具沿皮穿刺，放出疱液，外用消毒敷料保护。

（2）晕罐：立即停止拔罐，扶持患者平卧；头部放低，松解衣带，注意保暖。轻者静卧片刻，饮温开水，可加糖或盐，即可恢复。

壮医刺血疗法

一、概念

壮医刺血疗法是用针刺人体的一定穴位或部位，运用挤压或拔罐等方法使针眼出血，以达到治病目的的一种方式，具有调整阴阳、调理气血、止痛消肿、通调龙路和火路气机等功效。

二、适应证

主要用于火毒、热毒炽盛的阳证、实证、热证。如痧病、外感发热、痛风、类风湿性关节炎、强直性脊柱炎等风湿病；跌打损伤瘀积；颈肩腰腿痛，腱鞘炎；带状疱疹后遗神经痛；疳积、急性咽炎、目赤肿痛、昏厥、中暑；疮、痈、无名肿毒等。

三、禁忌证

（1）出血性疾病、有出血倾向或损伤后不易止血。

（2）局部皮肤溃烂。

（3）合并肝、肾等严重原发性疾病，精神病。

（4）体质虚弱、极度消瘦。

四、操作要点

（一）施术前准备

物品：三棱针或一次性注射针头、拔罐器、一次性灭菌橡胶外科手套、0.5%碘伏或75%酒精、医用棉签、无菌纱布、胶布。

（二）环境要求

治疗室内清洁、安静，光线充足，温度适宜，避免患者吹风受凉。

（三）术前护理

备齐用物，向患者说明治疗的意义和注意事项，对患者进行精神安慰与鼓励，消除患者的紧张、恐惧情绪，使患者积极主动配合操作。

（四）部位选择

根据病证选择适当的治疗部位。

（五）体位选择

选择患者舒适、医者便于操作的体位，以坐位或卧位为宜。

（六）消毒

（1）针具：宜选择一次性注射针头。

（2）部位消毒：施术部位常规消毒。

（3）医者消毒：医者采用七步洗手法常规清洗双手，戴一次性灭菌橡胶外科手套。

（七）施术方法

（1）持针：右手拇指、食指持针，中指抵住针体，露出针尖1～2厘米，左手捏住或夹持刺血部位皮肤。

（2）进针：右手持针迅速浅刺治疗部位，深约0.1～0.3厘米，左手挤按针孔放血，放血量根据病情而定。

（3）根据病情可加用拔罐增加出血量。

（4）术后常规消毒皮肤，敷无菌纱布，用胶布固定。

（八）施术后处理

施术后如有渗血，用医用棉签擦拭后按压 2 分钟。

五、治疗时间及疗程

急性病证，1 ～ 2 日 1 次，中病即止；慢性病证，3 ～ 5 日 1 次，15 ～ 25 日为 1 个疗程。

六、注意事项

（1）严格执行无菌技术操作，防止感染。

（2）刺血后 24 小时内避免淋浴，保持术口清洁、干燥。

（3）针刺中应观察患者面色、神情，询问患者的耐受情况，如出现面色苍白、出冷汗等晕针、晕血情况，应立即停止操作。

七、意外情况的处理

（1）晕针：如患者在针刺过程中出现气短、面色苍白、出冷汗等晕针现象，应立即让患者以头低位平卧 10 分钟左右，亦可加服少量糖水。

（2）血肿：用消毒干棉球按压血肿部位 3 ～ 5 分钟，防止血肿变大；出血量较大的血肿加以冷敷，以促进凝血，24 小时后可行热敷，促进血肿吸收。

壮医刺血治疗出血量估算：微量：出血量 ≤ 1.0 毫升；少量：出血量 1.1 ～ 5.0 毫升；中等量：出血量 5.1 ～ 10.0 毫升；大量：出血量 >10.0 毫升。

壮医针挑疗法

一、概念

壮医针挑疗法是使用三棱针通过不同挑刺手法，挑破浅层皮肤反应点或挑出皮下纤维，以疏通龙路和火路、调节三道气机、逐瘀毒外出，从而治疗疾病的一种方法，具有清热毒、除湿毒、活血祛瘀、消肿止痛等功效。

二、适应证

主要用于风寒湿毒、瘀毒痹阻龙路、火路所致的各种病证，如颈肩腰腿痛、肩周炎、关节炎、颈椎病、手足麻木、中风、偏瘫、跌打损伤；各种痧病；哮喘、慢性咳嗽等肺部疾病；皮肤病，如带状疱疹后遗神经痛、湿疹、痤疮等。

三、禁忌证

（1）出血性疾病。

（2）心脏、肝脏等重要脏器功能衰竭。

（3）精神病，或精神高度紧张、狂躁不安、抽搐不能合作。

（4）局部皮肤有破溃、疤痕、高度水肿及浅表大血管处禁用。

（5）患者处于过度疲劳、饥饿状态。

（6）孕妇。

四、操作要点

（一）施术前准备

物品：一次性无菌三棱针、消毒真空抽气罐、0.5% 碘伏或 75% 酒精、医用棉签、无菌纱布、一次性医用外科手套等。

（二）环境要求

治疗室内清洁、安静，光线充足，温度适宜，避免患者吹风受凉。

（三）术前护理

备齐用物，向患者说明治疗的意义和注意事项，对患者进行精神安慰与鼓励，消除患者的紧张、恐惧情绪，使患者积极主动配合操作。

（四）部位选择

根据病情选取适当的部位，避开浅表大血管。

（五）体位选择

根据患者情况选择适当的体位，一般取卧位、俯卧位或坐位，避免强迫体位。

（六）消毒

（1）针具消毒：三棱针。

（2）部位消毒：常规消毒施术部位皮肤。

（3）医者准备：医者采用七步洗手法常规清洗双手。

（七）施术方法

（1）选挑点：一般选取皮肤反应点或者阿是穴作为挑点，常规消毒挑点局部皮肤，戴一次性医用外科手套。

（2）持针：左手食指轻压挑点一侧以固定皮肤，右手持针，露出针尖 1～2 厘米。

（3）行针：针身与皮肤呈 30° 角，对准挑点迅速进针，挑出或挑断皮下组织中白色纤维状物质。

（4）摆针：在挑治过程中，如纤维较粗，可先将皮下白色纤维状物质拉至针口，然后一边做前后摇摆，一边向上用力缓慢拉出纤维。自上而下反复挑尽挑点周围皮肤（以挑点为中心，直径约 0.5～1.0 厘米范围）的皮下纤维。

（5）拔罐：挑尽所有挑点，可根据病情在挑点处拔罐，左手将真空抽气罐扣压在挑点处，右手持真空抽气枪连接真空罐气嘴抽气，使罐内形成负压，抽气次数以患者可耐受为度，然后撤抽气枪，留罐 10 ~ 15 分钟，盖上中单或大浴巾。

（6）起罐：将气罐活塞拔起，然后把罐向一侧倾斜，让空气进入罐内，同时让瘀血流入罐内，慢慢将罐提起，倒掉瘀血并清洗后放入消毒液中浸泡，用无菌纱布擦拭拔罐部位，防止瘀血流下污染皮肤和衣服。起罐完成后，用无菌纱布擦拭拔罐部位皮肤。

（7）术毕，常规消毒所有针挑点。

五、治疗时间及疗程

每次 8 ~ 10 个挑点，3 ~ 5 日 1 次，5 ~ 7 次为 1 个疗程。

六、注意事项

（1）患者取卧位，以防晕针。

（2）施术宜轻、巧、准、疾。

（3）保持施术部位皮肤清洁干燥，24 小时内不宜淋浴。

（4）清淡饮食。

七、意外情况的处理

（1）晕针：如患者在治疗过程中出现气短、面色苍白、出冷汗等晕针现象，立即让患者以头低位平卧 10 分钟左右，亦可加服少量糖水。

（2）水疱：若水疱不大，只需告诉患者注意不要擦破，数日后即可吸收而愈；若水疱较大，可以用消毒针具沿皮穿刺，放出疱液，外用消毒敷料保护，或到医院处理。

壮医坐盆疗法

一、概念

壮医坐盆疗法是用药物熬制药液，通过坐浴以达到治疗局部疾病目的的一种方法，具有祛风毒、散寒毒、除湿毒、化瘀毒、清热毒、活血、散结、消肿、止痒等功效。

二、适应证

主要用于风毒、寒毒、湿毒、热毒内阻等引起的病证。妇科疾病，如阴道炎、附件炎等；外科肛周疾病，如痔疮、肛裂、肛周脓肿等。

三、禁忌证

（1）会阴或肛周局部皮肤重度溃烂。

（2）坐浴后会阴、肛周皮肤瘙痒过敏。

（3）孕妇、子宫重度脱垂。

四、操作要点

（一）施术前准备

（1）物品：浴盆、一次性泡浴袋。

（2）药物：根据病情选择相应瑶药。

（二）部位选择

选择会阴及肛周皮肤作为治疗部位。

（三）体位选择

一般选择坐位。

（四）环境要求

治疗室内清洁、安静，光线充足，温度适宜，避免患者吹风受凉。

（五）消毒

医者准备：医者采用七步洗手法常规清洗双手。

（六）术前护理

备齐用物，向患者说明治疗的意义和注意事项，对患者进行精神安慰与鼓励，消除患者的紧张、恐惧情绪，使患者积极主动配合操作。

（七）施术方法

（1）煮药：用布袋装好药物，水煎沸 20 分钟。

（2）将煎好的药液倒入套好浴袋的浴盆。

（3）待药液降至适宜温度（一般在 40℃以下），即可坐浴 15 ～ 20 分钟。

五、治疗时间及疗程

每次 20 ～ 30 分钟，每日 1 次，10 ～ 14 日为 1 个疗程。

六、注意事项

（1）药液温度不宜过高，以免烫伤。

（2）每次坐浴时间不宜过长，以免发汗过多引起头晕、心悸等不适。

七、意外情况的处理

（1）烫伤：若仅出现皮肤潮红灼热，用烫伤膏等涂敷局部即可。若起疱，水疱不大，只需告诉患者注意不要擦破，外涂万花油、烫伤膏等，几日后即可吸收而愈；水疱较大，可以用消毒针具沿皮穿刺，放出疱液，外用消毒敷料保护。

（2）皮肤过敏：坐浴后如患者会阴部出现瘙痒或瘙痒加重，应立即停止治疗，轻者数日可自行消退，如局部瘙痒严重，可外涂炉甘石洗剂，若症状无缓解，可配合服用西替利嗪片行抗过敏治疗。

（3）其他：如出现头晕、心悸等不适，应立即停止坐浴，让患者平卧休息，饮用温淡盐水或姜糖水。

壮医刮痧疗法

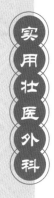

一、概念

壮医刮痧疗法是以壮医理论为基础，利用刮痧器具在患者皮肤相关经络穴位反复刮拭，通过良性刺激，充分激发天、地、人三部之气，使三气同步，以达到疏通三道两路、活血化瘀、排毒的作用，从而治疗和预防疾病的一种独特方法。

二、适应证

主要用于各类痧病，如感冒、发热、咳嗽，风湿病，颈肩腰腿痛，急慢性胃肠炎，头痛、牙痛、三叉神经痛、偏头痛等痛证，小腿痉挛，中暑，失眠，黄褐斑，肥胖症等。

三、禁忌证

（1）刮治部位的皮肤有损伤或皮肤病。

（2）有出血倾向。

（3）严重心脏病、肾衰竭、肝硬化腹水、全身重度水肿。

（4）体型过于消瘦。

（5）孕妇的腹部、腰骶部，妇女的乳头。

（6）大病初愈、重病、气血亏虚，患者处于饱食、饥饿状态。

四、操作要点

（一）施术前准备

物品：刮痧板、刮痧油、治疗盘、治疗碗、75%酒精、医用棉签、无菌纱布、治疗巾。

（二）环境要求

治疗室内清洁、安静，光线充足，温度适宜，避免患者吹风受凉。

（三）术前护理

备齐用物，向患者说明治疗的意义和注意事项，对患者进行精神安慰与鼓励，消除患者的紧张、恐惧情绪，使患者积极主动配合操作。

（四）部位选择

根据病证选取适当的治疗部位。

（五）体位选择

根据病情选择适当的体位，常选坐位、仰卧位、俯卧位、侧卧位等。

（六）施术方法

（1）在患者的衣边垫上治疗巾，用无菌纱布清洁皮肤。

（2）用 75% 酒精消毒刮痧板。

（3）将刮痧油倒于治疗碗内，用医用棉签蘸刮痧油涂搽刮痧部位。

（4）医者手拿刮痧板，治疗时刮痧板厚的一面对手掌，另一面在患者体表一定部位反复刮动，刮拭方向为颈→背→腰→腹→上肢→下肢，自上而下刮拭；胸背部从内向外刮拭，刮痧板与刮拭方向一般保持 45°～ 90° 角。刮痧时间一般每个部位 3 ～ 5 分钟，最长不超过 20 分钟，以皮肤出现紫色痧点为宜。对于部分不出痧或痧点少的患者，不可强求出痧，以患者感到舒适为原则。

（5）年轻、体壮、新病、急病的实证患者用重刮法，即刮拭按压力大、速度快。

（6）正常人保健或虚实兼见证患者用平补平泻法，即刮拭按压力中等、速度适中。刮拭部位要正确，只有根据不同的病证选取相应的部位刮治，才能取得显著疗效。

（7）挑放血治疗。

（8）刮痧完毕，用无菌纱布清洁皮肤，协助患者整理衣着并取舒适的体位，整理床单，让患者饮一杯温开水，并嘱其休息 15 ～ 20 分钟后方可活动。

五、治疗时间及疗程

急性病证，1 ～ 2 日治疗 1 次，中病即止；慢性病证，3 ～ 5 日治疗 1 次，5 次为 1 个疗程。

六、注意事项

（1）告知患者刮痧部位有疼痛、灼热感属于正常现象，刮痧部位出现红紫色痧点或瘀斑，数日后方可消失，刮痧后 6 小时内忌淋浴，刮痧部位注意保暖。

（2）下肢静脉曲张者，刮拭方向应自下而上，用轻手法。

（3）前一次刮痧部位的痧斑未退之前，不宜在原处再次刮痧。再次刮痧时间一般间隔 3 ～ 6 日。

（4）操作过程中注意观察患者对刮痧手法的耐受情况，如有不适，应及时调整手法或停止操作。

七、意外情况的处理

晕刮：迅速让患者平卧，并饮用温糖水，迅速点按患者百会穴、人中穴。

广西国际壮医医院培训部简介

广西民族医药研究所培训部（现广西国际壮医医院培训部）1989年成立，以研究所雄厚的科研力量为基础，以广西中医学院（现广西中医药大学）强大的培训师资和教学资源为依托，以宣传推广壮瑶医药为使命，培训课程重视实用性、操作性，使学员学得会、记得住、用得上、治得好。处于民族医药研究第一线的培训部教师，多年来不断加强学习，提升民族医药文化知识素养。教师通过经常深入壮族地区基层、探访民间壮医、实地调研壮族地区药市，收集整理了一系列壮医技法、特色壮药和临床病案，包括图片、视频、歌谣等资料，不断丰富和完善教学内容、提升教学能力。培训部创建三十多年来，积累了丰富的办学经验，形成了一整套科学的教学方法和管理制度。从1989年开始招生至今，在坚持推广壮瑶医药适宜技术、培养民族医药传承人才等方面取得了丰硕的成果，学员遍布世界各地。

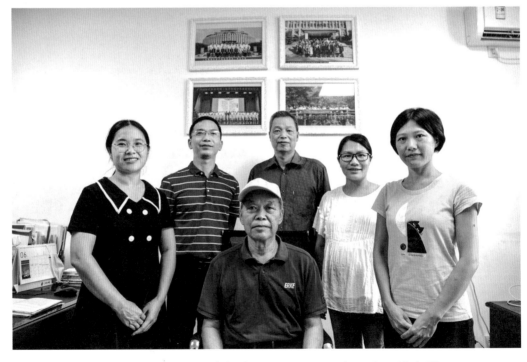

培训部教师与壮医学术第一人、全国名中医黄汉儒合影

＊　学习民族医技法　＊

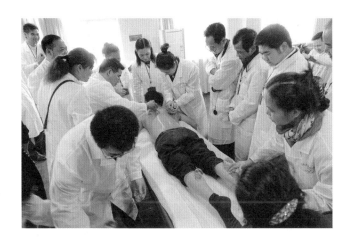

学习壮医刮痧疗法

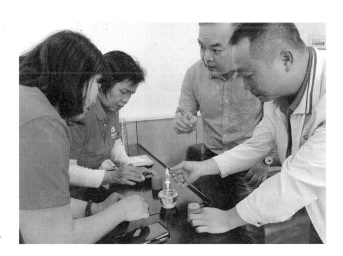

学习壮医火针疗法

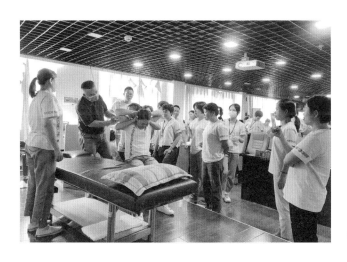

学习壮医经筋疗法

267

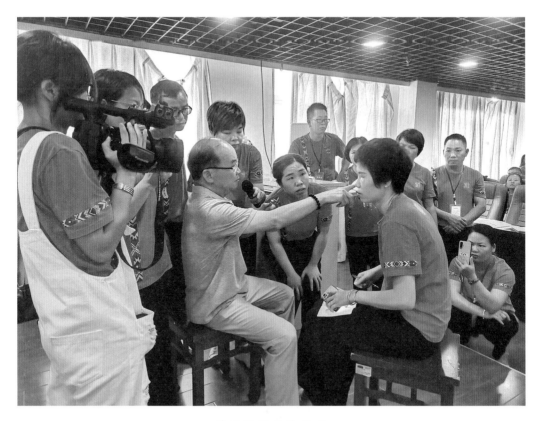

学习壮医目诊技术

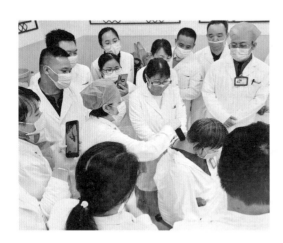

学习壮医药物竹罐疗法

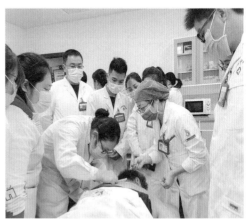

学习壮医针挑疗法

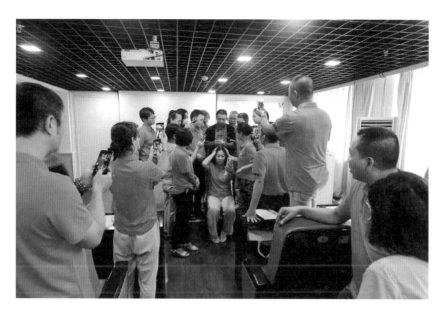

学习瑶医灯草灸疗法

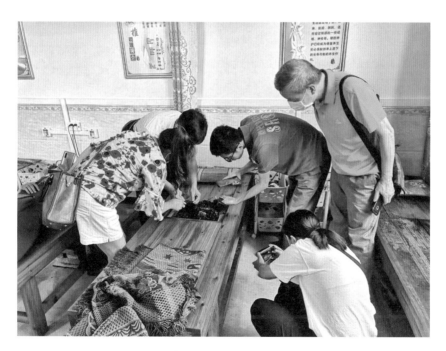

学习瑶医药浴疗法

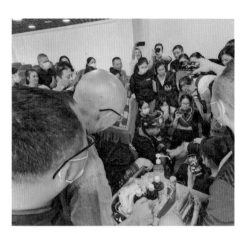

学习瑶医抓火疗法

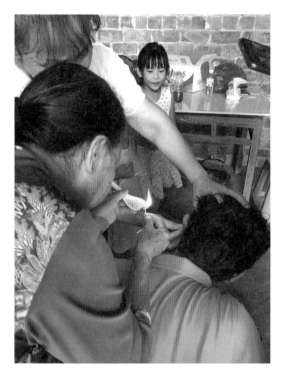

学习民间灯草灸疗法

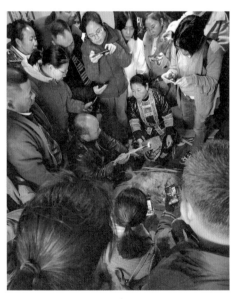

学习侗医打刀油疗法

＊ 走访民间民族医 ＊

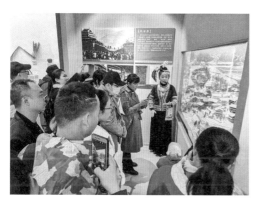

参观侗族博物馆

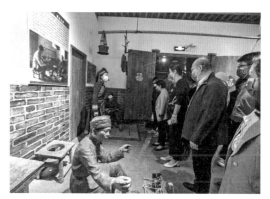

参观仫佬族博物馆

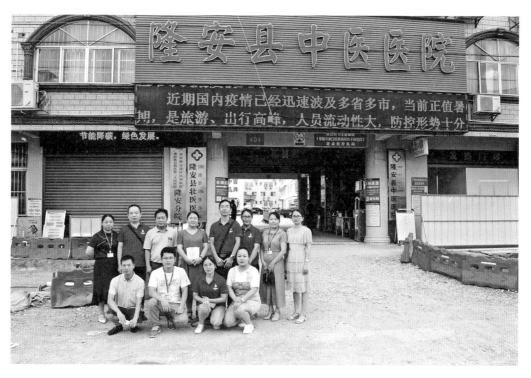

基层医院调研学习

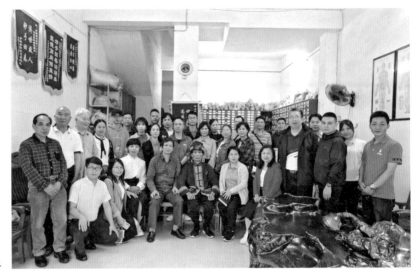

拜访仫佬族名医

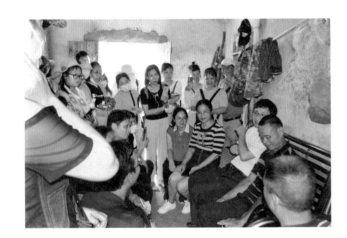

拜访上思老壮医

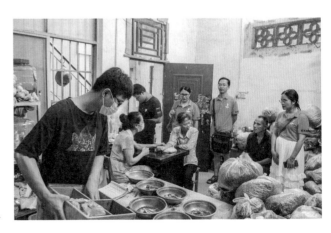

走访民间医生

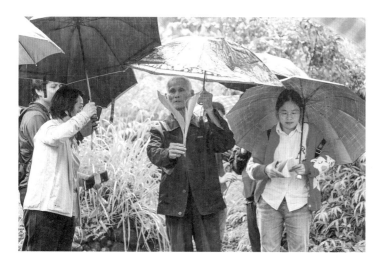

学习罗城仫佬医

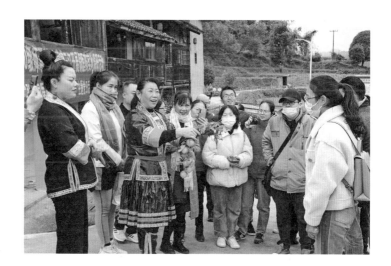

学习三江侗医

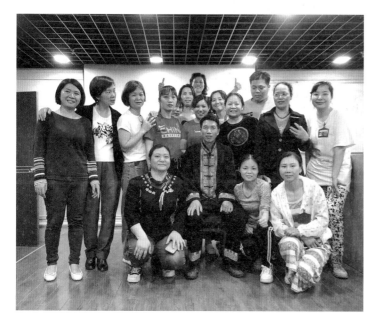

学习瑶医

＊ 民族医药实地调研 ＊

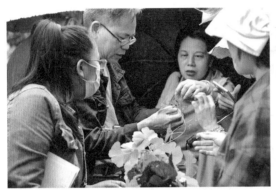

辨识壮药

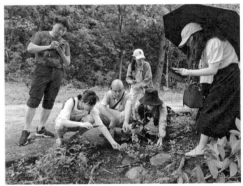

野外认药

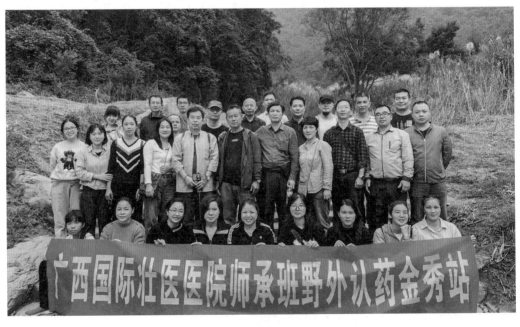

野外认药合影

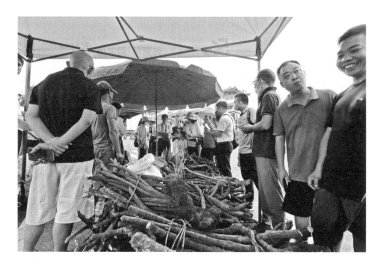

药市调研

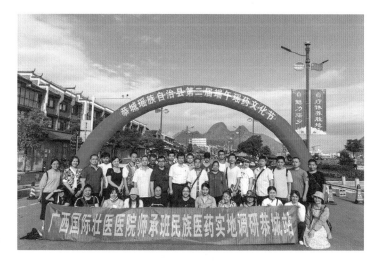

恭城民族医药实地调研

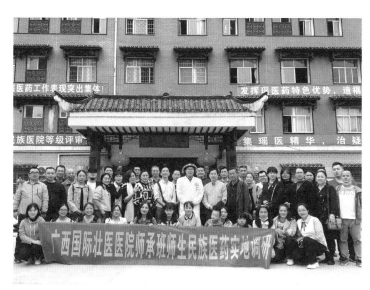

金秀民族医药实地调研

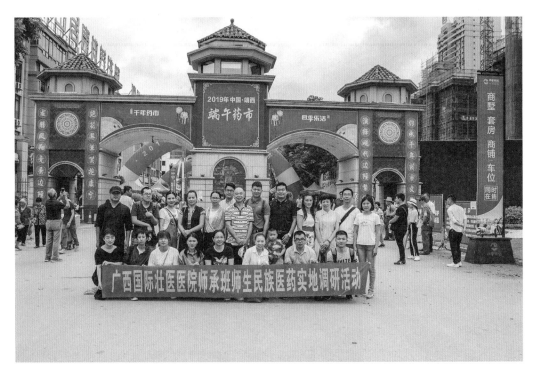

靖西民族医药实地调研

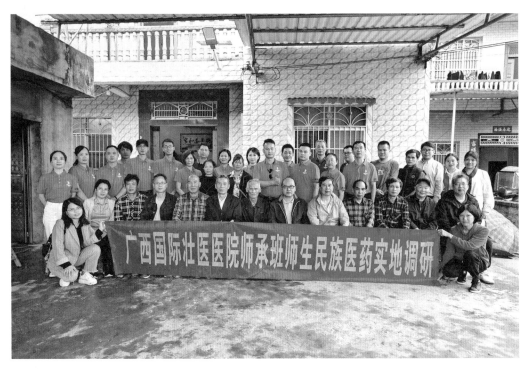

罗城民族医药实地调研

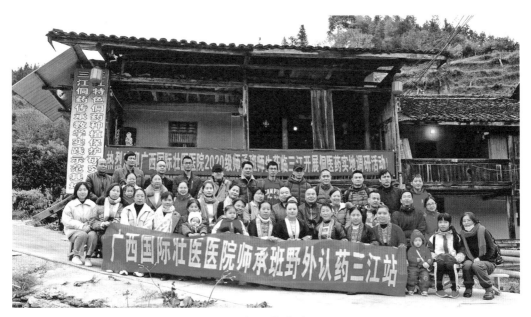

三江民族医药实地调研

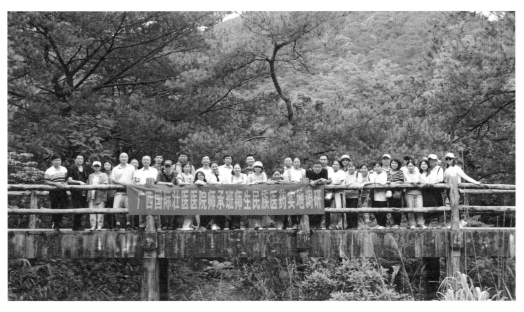

上思十万大山民族医药实地调研

＊ 传统医学传承 ＊

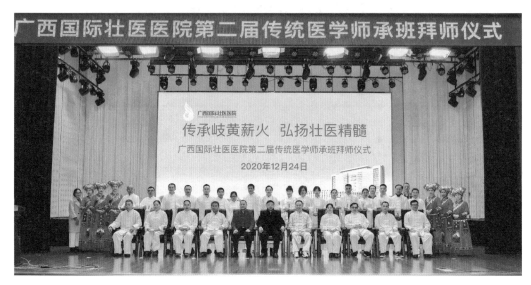

广西国际壮医医院第二届传统医学师承班拜师仪式

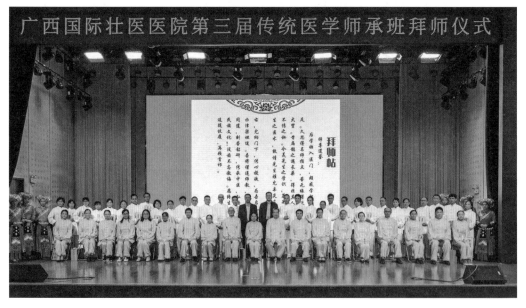

广西国际壮医医院第三届传统医学师承班拜师仪式

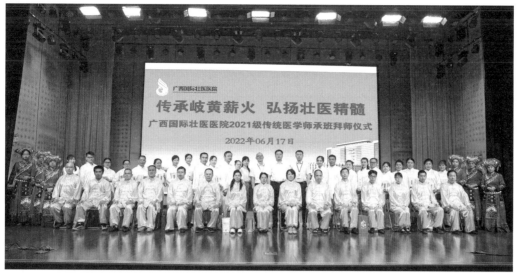

广西国际壮医医院第四届传统医学师承班拜师仪式

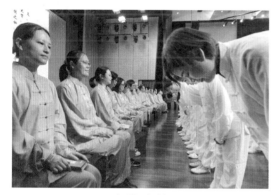

发收徒帖

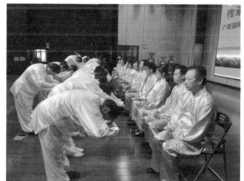

行拜师礼

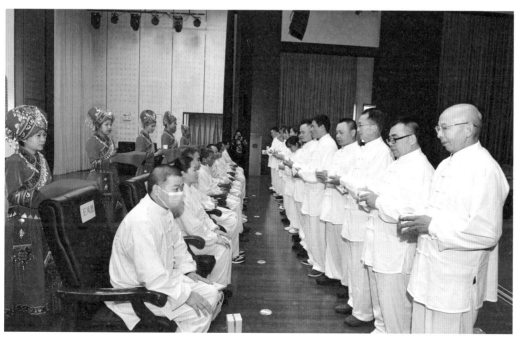

敬拜师茶

＊ 培训部教学 ＊

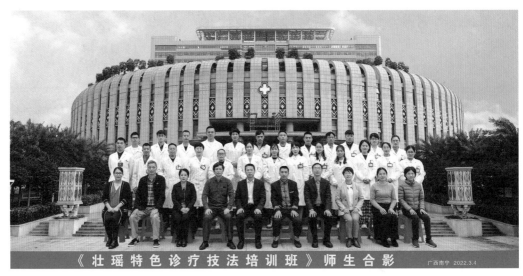

"壮瑶特色诊疗技法培训班"师生合影

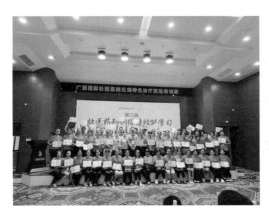

"壮瑶特色诊疗技法培训班"结业仪式

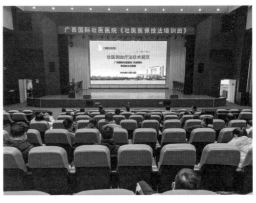

"壮医医保技法培训班"现场

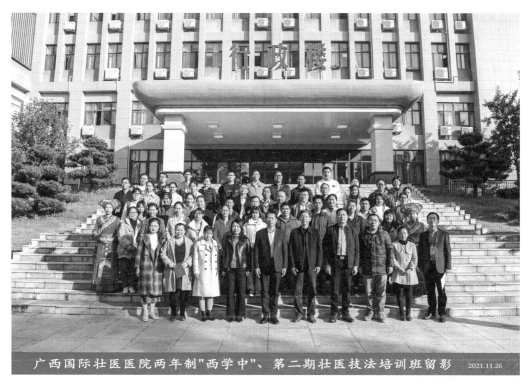

广西国际壮医医院两年制"西学中"、第二期壮医技法培训班留影　2021.11.26

"两年制'西学中'、第二期壮医技法培训班"留影

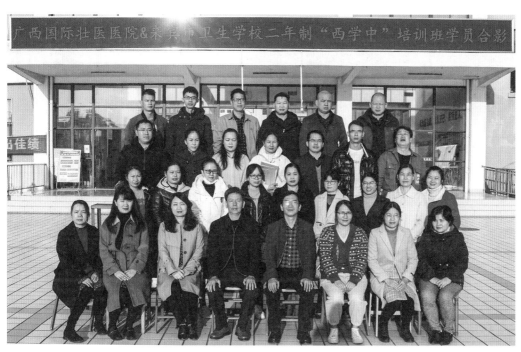

"二年制'西学中'培训班"学员合影

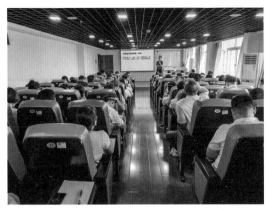

壮医理论授课

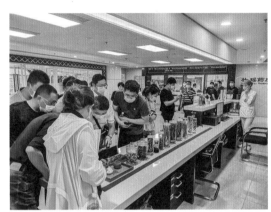

认识壮药标本

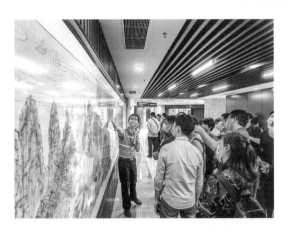

了解壮医药文化

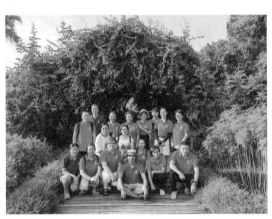

药园学习